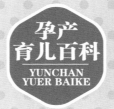

孕产
育儿百科
YUNCHAN
YUER BAIKE

产后恢复

纪向虹◎主编

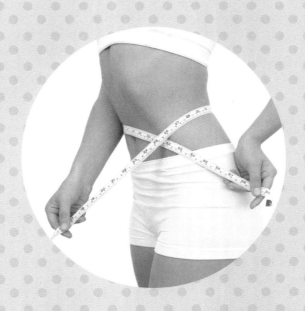

青岛出版社
QINGDAO PUBLISHING HOUSE

图书在版编目（CIP）数据

孕产育儿百科·产后恢复 / 纪向虹主编. — 青岛：青岛出版社,2018.8
ISBN 978-7-5552-7291-5

Ⅰ.①孕… Ⅱ.①纪… Ⅲ.①产褥期—妇幼保健Ⅳ.①R714.6

中国版本图书馆CIP数据核字(2018)第161805号

书　　　名	孕产育儿百科·产后恢复
	YUNCHAN YUER BAIKE · CHANHOU HUIFU
主　　　编	纪向虹
出 版 发 行	青岛出版社
社　　　址	青岛市海尔路182号（266061）
本 社 网 址	http://www.qdpub.com
邮 购 电 话	13335059110　0532-68068026
策 划 编 辑	尹红侠
责 任 编 辑	赵慧慧
封 面 设 计	周　飞
内 文 装 帧	祝玉华
照　　　排	光合时代
印　　　刷	青岛乐喜力科技发展有限公司
出 版 日 期	2018年9月第1版　2018年9月第1次印刷
开　　　本	20开（889mm×1194mm）
印　　　张	12
字　　　数	240千
印　　　数	1-15000
书　　　号	ISBN 978-7-5552-7291-5
定　　　价	39.80元

编校质量、盗版监督服务电话　4006532017　0532-68068638

经过难忘的孕期生活，新妈咪经历了生产的考验，小宝贝终于呱呱坠地，躺在襁褓之中，甜蜜地熟睡。此时的新妈咪还带着产后的虚弱，身体还要经过一段时间调养才能恢复健康。在产后坐月子期间，新妈咪需要充分的休息和悉心的调理，尽快恢复健康。新妈咪同时还承担着哺育新生宝宝的重任，常常会因昼夜哺乳、护理宝宝而变得手忙脚乱。

由知名妇产科专家为新妈咪讲解产后恢复细节

为了帮助新妈咪顺利地度过产褥期，我们专门请知名妇产科专家编写审定《产后恢复》一书，指导新妈咪调养身心，帮助新妈咪尽快将身体恢复到健康状态，让新妈咪变得更加美丽、光彩照人。

本书为新妈咪提供科学细致的产后护理知识

本书从幸福妈咪坐月子开始，针对如何科学坐月子、月子期间饮食调养、生活禁忌、生活护理等多方面知识，给出了科学而详细的介绍。

接下来，针对新妈咪日常生活护理，详细介绍了新妈咪的保养重点、穿戴要点、起居要点和心理调整等内容。

在新妈咪饮食调养方面，详细介绍了新妈咪饮食指南和调理妙方，列出了中药调理食谱、食疗调理食谱和药膳滋补食谱，共计上百种菜单。

针对新妈咪的疾病防治，本书详细介绍了新妈咪的产后复诊项目、身体护理要点、不适处理对策以及产后常见疾病的防治方法。

为了让新妈咪在产后重塑魔鬼身材，本书详细介绍了新妈咪产后瘦身指南和产后瘦身妙法，详细列出了产后锻炼的具体方式和几十种产后塑身运动操。

为了让新妈咪在产后重拾天使容颜，打响新妈咪的容颜保卫战，本书提供了新妈咪肌肤保养秘诀、秀发保养秘诀、手部护理秘诀、足部护理秘诀、乳房护理秘诀以及抗衰老的秘密武器。

本书还为新妈咪提供产后性福指南，讲解产后各种避孕方法，帮助年轻夫妻尽享产后性福。

本书也为上班族妈咪提供了保健指导，帮助上班族妈咪纠正不良的饮食习惯、错误的工作姿势以及容易让眼睛疲劳的工作方式。

本书内容亲切活泼，科学实用，装帧精美，由知名权威的妇产科专家详细讲解产后恢复的各个细节，方便每一位新妈咪快速查阅，让新妈咪在产后尽快恢复美丽与健康，重现无穷魅力。

编　者

2018 年 6 月

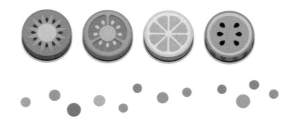

第一部分

幸福妈咪坐月子

第二部分

新妈咪日常生活护理

第三部分

新妈咪饮食调养

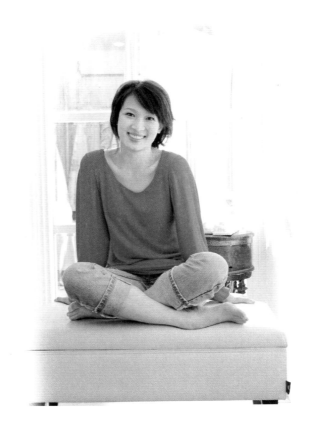

第四部分

新妈咪疾病防治

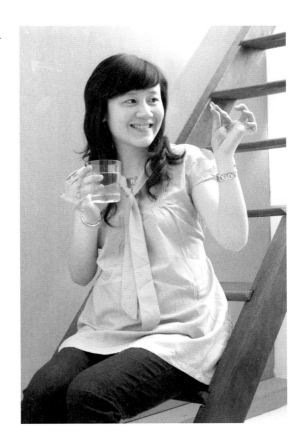

第五部分

产后重塑魔鬼身材

第六部分

产后重拾天使容颜

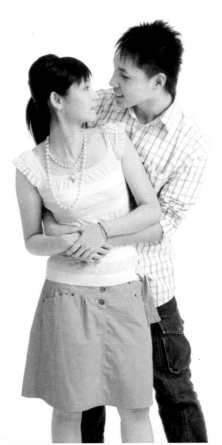

第七部分

产后性福百分百

第八部分

上班族妈咪保健指导

第一部分

幸福妈咪坐月子

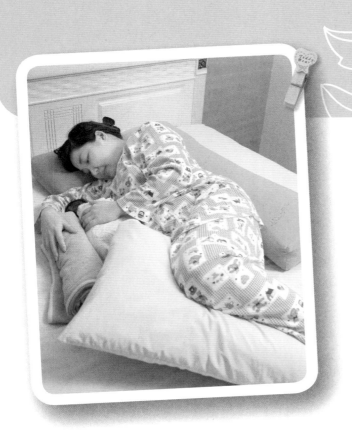

新妈咪科学坐月子

产前、产后身体状况大不同

怀孕生子让新妈咪的身体和生活都发生巨大的变化。新妈咪在产后必须经过一段时间的休息、调养，才能恢复到以往的状态。在产后，不论是在月子期间，还是月子之后，新妈咪的日常保养都非常重要。如果调养得当，新妈咪的身体状况甚至比以前更好。但若照顾不佳，也很有可能导致新妈咪将来时常感到不适，到了中年，许多隐藏的、累积已久的病痛就会陆续出现。究竟如何在产后把握调理身体的黄金期，将自己的身体调养好呢？

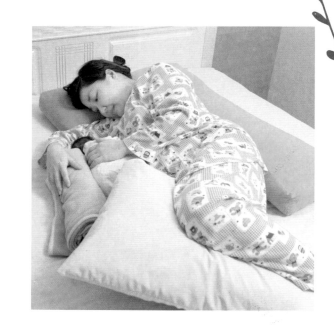

⬤ 产前生理变化

孕期除了子宫变化外，胎儿也会随着怀孕周数的增长而渐渐长大。从中医角度看，由于孕妈咪将体内许多养分都给了胎儿，而且日渐长大的胎儿阻滞母体气血的运行，容易造成母体内气血不足、气血不畅等现象，孕妈咪可能出现倦怠、孕吐、水肿、便秘、情绪波动大等情形。

⬤ 产后生理变化

产后妈咪由于产伤和血液流失，多少存在气血两虚和血液循环较差的情形，也正如传统中医所说：产后多虚多瘀，多气血耗损。若调养不当，很容易因体虚而招致百病。因此，新妈咪如果在产后能够用30～45天的时间，让自己完全休息、放松和补充身体营养，便可促进气血通畅，早日恢复以往的健康与活力。

妈咪水肿的问题会在产后慢慢改善，但接踵而来的是产后恶露以及因生产而造成的局部不适（如阴道或子宫疼痛）。比较常见的产后问题还包括胀奶、脱发、肌肤色素沉着等身体变化。

◉ 产后心理变化

怀孕生子会让女性的身体和生活发生巨大变化，生活上从自我照顾变成了照顾全家人，需要考虑的事情也变多了，包括经济、家人的需求满足以及生活中的大小琐事。产后抑郁、焦虑、沮丧等心理问题也容易在此时出现。

> **· 爱心小贴士 ·**
>
> 月子若坐得不好，日后可能会出现以下后遗症：腰酸背痛、皮肤松弛老化、乳房下垂、内脏下垂、子宫脱垂、膀胱下垂、阴道松弛等。

什么是坐月子

当女性开始孕育新生命时，身体的各个系统都会随着胎儿的成长而发生变化。分娩时大量出血，会让妈咪的生理机能在短时间内失去平衡。因此在产后，妈咪需要花费一段时间悉心调养，让身体机能逐渐复原。这段恢复期就称为月子期。

为什么要坐月子

生产是女性一生中最重要的大事。产后的月子期被视为最重要的调养阶段。

女性有三个时期的调养关乎一生的健康，若在这三个时期好好保养，甚至可以改善体质，拥有好气色。这三个时期分别是青春期、月子期与更年期。由此可见坐月子的重要性。产后妈咪应把握这个关键期，调理好体质，永葆青春美丽。

妈咪坐月子的时间

分娩过后，宝宝降生了，新妈妈的身体还要经过一段时间才能恢复。从胎盘娩出到全身各器官（除乳房外）恢复或接近未孕状态大约需要42天，这一时期称为产褥期，俗称月子。

在产褥期，新妈咪的乳房要泌乳，子宫要复旧，各个系统要逐渐恢复正常状态：血液浓缩，出汗增多，尿量增多，消化系统逐渐恢复正常。月子坐得好不好，影响女性的一生。

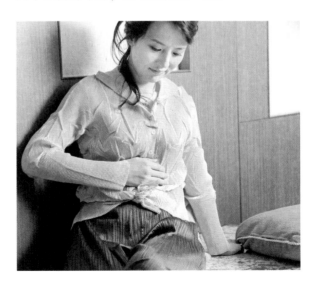

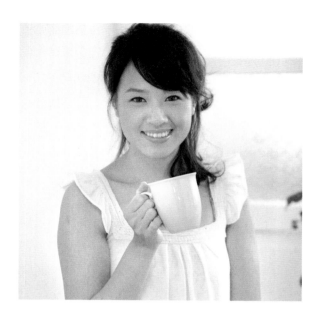

开开心心坐月子

❶ 新妈咪应保持清洁卫生，快速擦洗身体，快速擦干，快速吹干头发，穿着长袖上衣和长裤。

❷ 多休息，以恢复体力。

❸ 顺产后7天，剖宫产后10天可开始运动，应循序渐进，量力而为，若有不适，立刻停止运动并休息。

❹ 采取均衡饮食，不过量食用油腻食物，这样有利于妈咪身体恢复及乳汁分泌。

❺ 保持愉快的心情，不要一直闷在房间里，家人多给予关心和帮助（例如分担照顾宝宝的任务），才能让妈咪开心度过月子期，为以后的育儿生活做好身心准备。

坐月子的方式有哪些

❀ 在家由婆婆或妈妈照顾

优点：

❶ 产妇在家中可以彻底放松，舒服自在地休息。

❷ 在熟悉的环境中，产妇比较有安全感。

❸ 家人可以互相陪伴。

❹ 婆婆或妈妈可以烹制月子料理。

❺ 生活用品一应俱全，不怕临时找不到。

缺点：

❶ 有时可能需要帮忙整理家务，无法充分休息。

❷ 婆婆烹煮的月子餐，如果不合产妇的口味，也容易引起婆媳之间的争执。

❸ 无形之中开销变大，像电费、水费、伙食费等，都会增加。

> · 小贴士 ·
>
> 在哪儿都比不上在家舒服。因此，有不少妈咪选择在家中（或回娘家）坐月子，不仅不用担心育儿的问题，还能品尝婆婆（或妈妈）的好手艺。

❇ 选择外送月子餐

如果您觉得住月子中心的费用太高，或家中没有多余的人手来帮忙烹煮月子餐，您不妨选择外送月子餐。一般外送的月子餐，只要用微波炉加热即可食用。

优点：

❶ 节省人力，又可吃到现成的月子餐。

❷ 由营养师、中医师设计，并交由专业人员烹调，营养有保证。

❸ 可以控制月子餐的预算。

❹ 除了一天的餐点（三餐、点心、补品）之外，还提供单项月子餐订购。

❺ 可以根据个人体质或饮食喜好，选择适合自己的月子餐。

缺点：

❶ 餐点送达后，还需再加热一次。

❷ 订购之前，自己需要抽空前往月子中心试吃。

如何挑选：

❶ 市面上的月子餐各有特色。有些商家还会根据季节和妈咪的体质，选用时令食材烹调不同的月子餐。因为各家的口味不同，也都会举办试吃会，所以准妈咪们不用客气，一定要前往试吃，做比较，再选出最适合自己口味的月子餐。

❷ 妈咪除了亲自试吃之外，还可以询问周围的亲朋好友吃过哪几家的月子餐，感觉如何，食材、分量有无差异。一般来说，月子餐的价格跟食材的选用、包装质量、配送品质、售后服务都有关系，这些都是妈咪要注意的哦！

❇ 入住月子中心

优点：

❶ 设有婴儿室，由专人负责照顾宝宝。

❷ 设有妈妈教室，提供产后护理和宝宝护理相关课程，为妈咪提供完整的咨询服务。

❸ 有妇产科医师坐诊，妈咪可随时咨询。

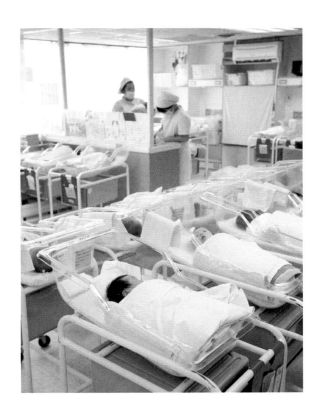

❹ 有专业营养师为妈咪做月子餐。

❺ 设有独立套房，可让妈咪拥有绝对私密的空间。

❻ 有专人为妈咪设计产后瘦身课程，有些月子中心设有游泳池或健身房，有专业教练，可让妈咪专心塑身，恢复苗条身材。

缺点：

❶ 费用昂贵。

❷ 家人不一定能够陪伴在身旁。

如果您的预算充足，又希望有专人照顾宝宝，不用担心家务没人帮忙，那么入住月子中心绝对可以让您轻松休息一个月。

挑选重点：

❶ 一定要挑选正规的月子中心，这样才有保障。

❷ 挑选时，一定要实地考察环境，像房间的规格、婴儿室的空间、一位护士负责照顾几位宝宝等，都需要询问清楚。

❸ 挑选时，一定要询问清楚房价和入住天数的算法、中途解约的违约金、提早退房是否可退费、先生是否可同住、入住须提前几日预约等相关问题，这样才不会让自己的权益受损哦！

⬤ 聘请月嫂

如果您想要在家休息，又欠缺人手帮忙整理家务和烹制月子餐，那么就可以聘请月嫂。

优点：

❶ 有月嫂帮忙打扫、帮宝宝洗澡、烹制月子餐，妈咪既轻松又省事。

❷ 妈咪即便待在家中，也可以做自己的事情。

缺点：

❶ 家人要适应家中多了一个外人的感觉。

❷ 妈咪事前须先和月嫂沟通，包括烹调菜单、照顾宝宝的方式等，避免造成双方不愉快的局面。

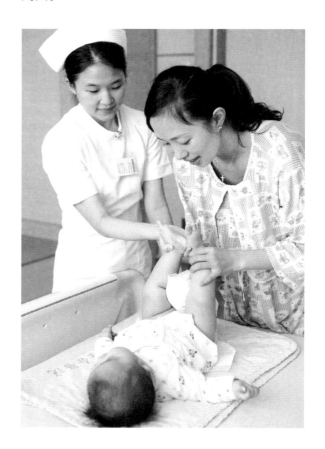

· 爱心小贴士 ·

现如今，有些医院通过营养师制订食谱，也制作月子餐，基本上都是为住院坐月子的妈咪提供服务。假使您想要选择医院的月子餐，也可打电话询问有无上门服务，或是否可以由家人前往自取。

产后入住月子中心

一般来说，想趁着坐月子期间安静休养，又不想麻烦长辈的妈咪，会在生产前前往月子中心参观，或到专业的月子餐网站或门市浏览试吃，比较各店家的优惠条款，预先选择适合自己坐月子的地点。

现在越来越多的孕妈咪选择到月子中心坐月子，这样不仅能让新生儿获得更专业的照顾，也能让自己获得充分的休息，还不用劳烦家中的长辈，一举三得，何乐而不为呢？

现在的月子中心给予妈咪们更加多样化的选择，除了房间的大小各有不同外，房型的款式也有多种。如雨后春笋般纷纷开张的月子中心，不论是想住在市区还是近郊的妈咪们，均能按照自己的喜好自由选择，只要价格满意，妈咪们在产后即可入住。

首先要看月子中心有无营业执照。有关部门既然给月子中心颁发了营业执照，就表示消防、卫生管理和安检等基本条件均合格。其次要看月子中心是否有专业的医护人员。若月子中心有专业的医护人员，新手妈咪一旦出现任何不适、产后切口感染或其他突发状况，就能及时得到处理。

❀ 月子中心的五项基本要求

a.执照齐全。

b.配备专业医护人员。

c.母婴同室或设有婴儿房。

d.完善的月子餐食谱。

e.整洁舒适的住宿环境。

❀ 何时入住月子中心

顺产妈咪：产后3天即可入住。

剖宫产妈咪：产后5天即可入住。

母婴同室或婴儿房属于最基本的产后服务。产后妈咪不仅可以亲自哺喂母乳，而且可以获得充足的休息。此外，月子餐也是妈咪们相当关心的内容。可口又营养的月子餐是吸引产后妈咪入住月子中心的重要原因之一。

最后，只要您挑选的月子中心符合上述四项专业条件，住宿环境质量就是见仁见智了。哪家月子中心的设备、装潢、设计或感觉最符合妈咪的品位，就住进去吧！

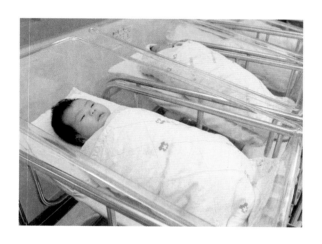

月子中心的妈咪成长课程

月子中心每天都会为妈咪们安排各种不同的课程，供妈咪们进行选择，例如新生儿常见问题、职场妇女如何哺喂母乳或有趣的民间习俗等。此外，月子中心还会策划适合妈咪与新生儿共同参与的活动，像婴儿游泳便是其中的项目之一。在课堂上，会有专业的护理人员指导妈咪帮助小宝贝游泳以及游完泳给婴儿做按摩与抚触，以增进母子间的感情。

坐月子能否改变体质

怀孕生子会改变女性的体质。新妈咪在产后应多补充营养，以便让身体尽快恢复健康。另外，新妈咪在产后还应好好休息调养。

妈咪可以通过规律的生活、合理的饮食来改善体质。例如体质较寒的妈咪时常感到手脚冰冷，可以多吃温补的食物来帮助调理体质。有些妈咪感觉自己月子期调理得不好，身体变得比孕前差，通常是因为坐月子的方法不对，或者调理的时间不够长，无法针对自己的体质进行最适合的调理。建议新妈咪征求专业中医师的意见，进行适当的产后调理。通常若方法得当，经过一段时间（30～45天或更久）的调理后，新妈咪的身体状况都能恢复如初。

> **·爱心小贴士·**
>
> 坐月子餐时最好加姜片同煮，因为姜有温暖子宫、活络关节的作用。

提高月子期间的睡眠质量

很多产后妈咪都坚持自己照顾宝宝。她们需要适应宝宝与成人截然不同的作息时间，尤其新生宝宝每2~3小时就要进食，没有昼夜的差异，导致妈咪的睡眠质量变差，进而使肌肤状况、情绪也都变差了。

建议家中其他成员共同协助妈咪照顾宝宝，若有人能够共同分担照顾的责任，妈咪也能获得更多的休息时间。妈咪在怀孕期间已经经历过各种不适症状，月子期间应该让妈咪好好休养。

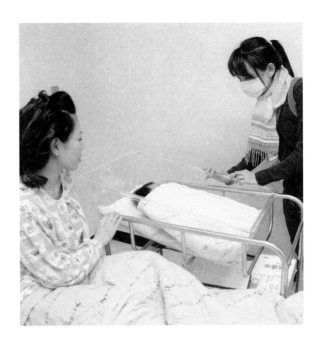

> **·小贴士·**
>
> 妈咪可以考虑请专业且合格的保姆或育婴机构帮忙照顾宝宝，不要让自己在特别需要保养身体的阶段过于劳累。

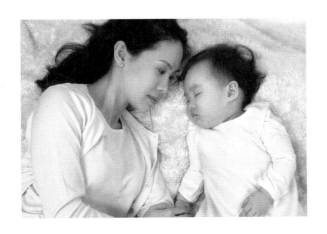

月子期间如何招待来访者

月子期间，会有很多亲朋好友来探望妈咪和小宝宝。但是，妈咪正处于产后恢复期，无力也无暇去招待他们，那怎么办呢？

妈咪可以穿着家居服在床上坐着或躺着。当客人看到妈咪在床上的时候，大多数人都会考虑到妈咪的身体还没有完全恢复，不会逗留很长时间。丈夫或父母可以帮助妈咪招待来访者，并且替妈咪送客。别担心，这并不会被认为是无礼的行为。不要把宝宝在客人中传来传去，因为来访者很可能将外界的致病菌传给宝宝。像妈咪一样，宝宝也需要时间适应新环境。

坐月子饮食须知

月子期间的饮食要点

坐月子期间，喝生化汤和炖补汤是必不可少的两大饮食重点，饮用时机需要根据妈咪的具体身体状况进行调整。新妈咪的饮食以均衡为主，若吃太多补品，容易上火燥热，引起便秘。

✱ 产后第一周

除服用生化汤外，妈咪们还应注意补充蛋白质，鸡肉、猪蹄、鱼类、豆制品都是不错的选择。

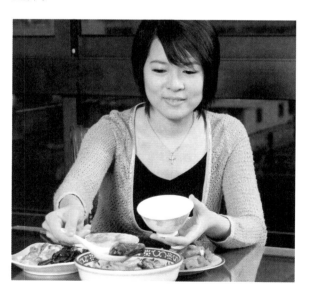

✱ 生产两周后

除根据妈咪的身体情况食用麻油料理外，还应注意果蔬的摄入，以补充维生素和膳食纤维，但要避免食用太过生冷的果蔬，如西瓜、梨、黄瓜等。

月子期间的饮食原则

✱ 营养均衡，奶水自然足

在坐月子期间，妈咪要均衡摄取奶类、蛋类、豆类、鱼类和肉类等。尤其是在产后第一周的泌乳黄金期，妈咪要增加蛋白质及热量的摄入，才能促进乳汁分泌。

✱ 少量多餐，热量不囤积

妈咪在坐月子期间，为了供给宝宝奶水，需要摄入大量热量和高蛋白食物。许多妈咪饿了就吃，但是若餐餐过量，很容易囤积脂肪，日后瘦身更困难。因此，妈咪要采取少量多餐的原则，不要让自己的身体处于过饱或饥饿状态，每一餐维持在七八成饱即可。

✳ 多补充水分、蔬果

有些妈咪在坐月子期间会吃很多补品，但是补品吃多了容易造成便秘。一些孕期就有便秘情形，在坐月子期间又没有多补充水分和纤维素的妈咪，很可能复发便秘。

坐月子饮食宜忌

❶ 饮食宜清淡，尤其在产后7日内，可选择以清鸡汤、清鱼汤和清排骨汤为主的食谱。

❷ 产后勿食冰冷食物，否则会影响身体的气血运行，容易引起身体酸痛。

❸ 不要用酒代水饮用，可煮些龙眼红枣汤、炒黑豆煎水、淡红糖水当饮料服用。

❹ 不宜喝浓茶、咖啡，不宜进食辛辣、燥热、油炸、油腻、黏滞难消化、坚硬的食物。

❺ 不要吃从未吃过的食物，以免因不适应而造成腹痛或腹泻。

❻ 要多补充纤维素（吃一些青菜、水果），否则若只摄取脂肪和蛋白质，又因为身体有伤口而不敢用力排便，往往会造成便秘。

补气养血月子餐

产后每周应更换不同的月子餐，针对妈咪每周身体的不同变化来进行调理。

第一周目的: 补气、排恶露、暖子宫和利水。

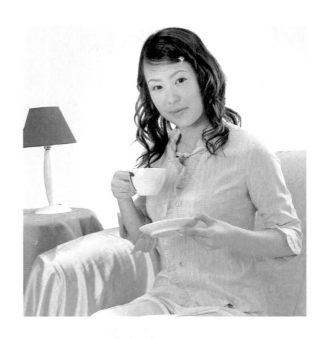

第二周目的: 补血、强筋骨、增乳汁和清肝。

第三周目的: 改善气血循环与增强体质。

第四周目的: 调整新陈代谢、增强体质与减少恶露。

您喝对生化汤了吗

当妈咪在医院顺产后，中医师会让新妈咪服用促进子宫收缩的生化汤。服用生化汤的时机与以下因素有关:

✳ 顺产的妈咪

何时开始喝: 产后先观察妈咪有无大出血或伤口感染的情况。若妈咪状况稳定，可在产后

1~2天开始服用，每日一剂。

要喝多久：饮用5~7天。

✺ 剖宫产的妈咪

何时开始喝：因为腹部有伤口，所以要等伤口稍微愈合，且没有出现感染、发热的情形，才能服用生化汤，可在产后3~4天开始服用，每日一剂。

服用生化汤期间，如果妈咪出现伤口感染或发热症状，就要先暂停服用生化汤，待医师检查之后，才可继续服用。

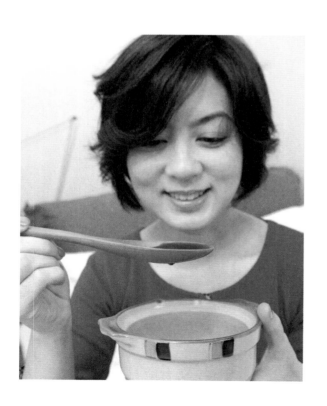

要喝多久：在进行剖宫产时，医师会将子宫内的恶露尽量清除，所以剖宫产妈咪可以缩短服用生化汤的时间，服用4~5天即可。

帮助下奶的食物

能使乳汁源源不绝的食物有猪蹄、猪肠、鸡蛋、鸭蛋、羊肉、牛肉、羊奶、牛奶、丝瓜、金针菜、葱、豆腐、豆浆、芝麻、花生、核桃、地瓜、鱼类、虾子、牡蛎、墨鱼、海参、枸杞、桂圆等。

坐月子能否喝凉水

妈咪在坐月子期间要喝温热的水，不能喝凉开水。

传统观念是因为怕产妇喝到不洁的生水而生病，所以才会有"坐月子期间不可喝凉水"的说法。如今环境卫生观念深入人心，只要注意搞好个人卫生，妈咪在坐月子期间还是可以安心喝温白开水的。

低盐料理，水肿不来

妈咪在怀孕时多少会有水肿现象。虽然水肿状况在产后会逐渐改善，但是在坐月子期间，如果炖补料理的口味过重，妈咪在孕期造成的水肿非但无法得到改善，反而会变得更严重。

素食妈咪产后饮食原则

◉ 产后第1周：排恶露，高蛋白质饮食

全素食的妈咪和蛋奶素食的妈咪在产后也可服用生化汤。顺产妈咪可从产后1~2天开始喝，剖宫产妈咪则可等到产后3~4天再开始服用。其他有关生化汤的服用须知，与一般妈咪相同。

在蛋白质的补充方面，家人在为素食妈咪烹制食物时，可以为妈咪准备生豆肠、生豆包、豆皮、豆干等比较适合炖煮的食材，最好不要选择过度加工的豆类产品。市面上也有许多仿照荤食料理的素菜，譬如素鱼、素肉等，为了将口感和味道做得和荤食类似，在制作处理的过程中，可能添加了不少盐分或其他调味料，反而容易让妈咪在不知不觉中吃下过多油脂或盐分。

◉ 产后第2周：是否吃麻油料理要视切口复原状况

一般来说，妈咪在产后第一周时，中医师会建议饮用生化汤，帮助排空恶露，接着在停喝生化汤之后，便可开始吃麻油料理。

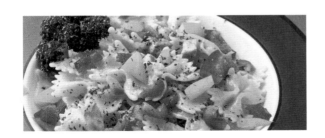

剖宫产的妈咪则要确定剖宫产切口没有出现红、肿、热、痛等情形，才可以吃麻油料理。因为麻油性燥热，会让切口红、肿、热、痛的状况加剧，所以一定要视妈咪的身体状况，再决定是否吃麻油鸡。

假使妈咪在怀孕前对米酒过敏，产后补品则不宜添加太多米酒，以免引发过敏。在饮食原则方面，剖宫产妈咪基本上与顺产妈咪相同。

在蔬菜的摄取方面，如红菜、红苋菜、菠菜、川七、龙须菜、青花菜等，都有助于温补女性的气血。

在水果的摄取方面，可选择富含维生素C的苹果、葡萄、木瓜、奇异果，少吃太生冷的瓜类（香瓜、西瓜等）或水梨。因为坐月子期间，妈咪的身体正值排恶露时期，如果这时吃太多生冷的食物或冰品，容易使血管收缩，导致恶露不易排净。

· 爱心小贴士 ·

全素食妈咪在营养摄取上容易缺乏钙质、维生素B_{12}和维生素D。一般来说，钙质的来源有奶类或乳制品。但是全素食的妈咪，主要从黄豆制品中摄取钙。另外，维生素B_{12}的主要来源为鱼肉类、蛋类等，维生素D则可通过进食鱼肝油或晒太阳来获取。

坐月子期间注意事项

坐月子护理误区

⊕ 误区一：新妈咪要避风

不少人认为风是"产后风"（指产褥热）的祸首。其实，产褥热是新妈咪生殖器官受病菌感染引起的，多数是因为消毒不严格的产前检查或新妈咪不注意产褥卫生等。为了避风，夏日里紧闭门窗，裹头扎腿还会引起新妈咪中暑，实不可取。

⊕ 误区二：越晚下床越好

许多人认为，新妈咪体质虚弱，须静养，就让其长期卧床。实际上，顺产妈咪在产后当天就应该下床行走，这样才有利于产后恢复。

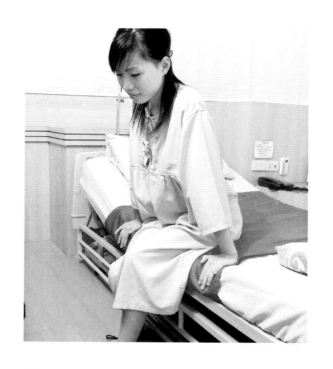

⊕ 误区三：要多吃鸡蛋

鸡蛋的营养丰富，也容易消化，适合新妈咪食用，但并不是吃得越多越好。新妈咪每天吃2~3个鸡蛋足矣。

⊕ 误区四：初乳不能喝

有的新妈咪认为初乳是"灰奶"，不让婴儿吮吸，而事实上初乳的营养价值很高，含有丰富的免疫抗体，因此不应浪费。

· 小贴士 ·

产妇要在满月后才能洗头和洗澡的说法也是错误的。产妇分娩时会出很多汗，产后也常出汗，加上恶露不断排出和乳汁分泌，身体比一般人更容易脏，更易让病原体侵入，因此产后讲究个人卫生是十分必要的。

月子中怎样刷牙、漱口

月子中可以照常刷牙，以保护牙齿健康。有人认为月子中不能刷牙，这是不对的。新妈咪在月子中会进食大量糖类和高蛋白类食物，进食的次数也会增加，如果不刷牙，很容易发生龋齿，引起口臭和口腔溃疡。刷牙能清除食物残渣和其他酸性物质，保护牙齿和口腔的健康。

✳ 早晚要刷牙

刷牙时要用温水，牙刷不要太硬。刷牙时不宜横刷，要竖刷，即刷上牙时应从上往下刷，刷下牙时应从下往上刷，而且里外都要刷到。

✳ 饭后要漱口

中医主张产后用手指漱口。方法是将右手食指洗净，或用干净纱布裹住食指，再将牙膏挤于指上，犹如使用牙刷一般来回上下揩拭，然后按摩牙龈数遍。在月子期间，这样漱口能预防牙龈炎、牙龈出血、牙齿松动等问题。也可采取盐水

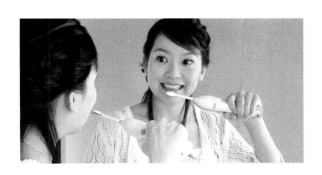

漱口、药液漱口等办法，如取陈皮6克，细辛1克，用沸水浸泡，待温后去药渣含漱。

新妈咪要劳逸结合

✳ 充足睡眠

新妈咪在产褥期要调养好身体，首先要有充足的休息时间，否则容易出现疲倦、焦虑、精神抑郁，还会影响乳汁分泌。新妈咪要保证每天有10小时的睡眠时间，睡觉时最好采取侧卧位，以利于子宫复原。

✳ 适量活动

若自然分娩比较顺利，产后12小时可以下床、上厕所。产后24小时可以随意活动，但要避免长时间站立、久蹲或做重活，以防子宫脱垂。

剖宫产的新妈咪产后头4小时需要绝对卧床休息，产后第二天可以在床上活动或扶着床边走；第三、四天可以下床活动，以后逐渐增加活动量。

剖宫产后第二周，若恢复情况良好，可下床做一般的事情，第三周起基本可以恢复正常生活。还可在医生指导下做产褥体操，帮助身体复原。产后第八周可逐渐恢复正常家务活动。

活动不及时容易导致恶露排出不畅，子宫复旧不良，长时间卧床还会造成产后妈咪下肢静脉血栓。

产后运动须知

◉ 何时开始运动

顺产妈咪可在产后1~2周经过充分休息后进行较缓和的运动。剖宫产妈咪应在产后1个月再开始进行简单、缓和的运动，以使手术切口充分愈合。产后半年内应避免负重、久抱宝宝或久站，防止因腹部过度用力而影响剖宫产切口愈合。

◉ 运动因人而异

适当的运动有益身体健康，但并不是每个人都适合运动，应视妈咪是否有运动习惯以及妈咪的身体状况来选择适合自己的运动。

若妈咪平时有运动习惯，产后可以在自己身体能够承受的范围内，循序渐进地加大运动量；若妈咪平常很少运动或没有运动习惯，可以从散步、体操等运动开始。

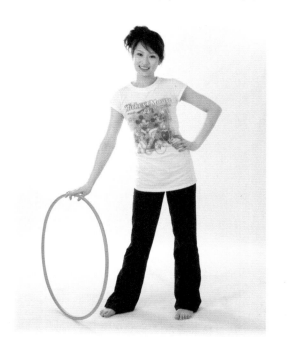

◉ 妈咪量力而行

运动不一定要到户外，可以在家中爬楼梯，在跑步机上慢走，进行有氧运动，做产后伸展操或做简单的家务，不论哪种运动，妈咪都应量力而行。

新妈咪不宜多看书

在产褥期，特别是产后1月内，新妈咪应以休息、适当活动、增加营养、恢复体力为主。

有的新妈咪，尤其是职业女性，由于平时工作和家务十分紧张，很少有空余时间，就在产前准备了大量的书籍，想在产褥期多学点东西，或者看一些小说，充分利用这难得的休息时间。

但看书需要长时间盯着书本，这会使眼睛过于疲劳，时间一久就会出现看书眼痛的毛病。有时还会影响颈部、腰背部肌肉的恢复，引起腰背疼痛。所以，新妈咪在产褥期不宜多看书。

室内外温差不宜过大

夏日炎炎，室内普遍都会开空调，但是若室内外温差过大，妈咪在进出空调房时，很容易因为体温调节不稳而感冒。建议将空调温度设定在26℃左右，平时在室内也可穿着薄长袖，以免受凉。

新妈咪不宜穿戴过多

有人认为坐月子时衣服穿得越多越好，甚至应该裹头扎腿，其实这样做对新妈咪非常有害。

新妈咪产后身体发生许多变化，皮肤排泄功能特别旺盛，以排出体内过多的水分，所以出汗特别多。如果不擦干汗而直接吹风，或在穿堂风下休息，就容易感冒。有的新妈咪不管冷热，不分冬夏，总是多穿多捂，这样体内过多的热不能散发出去，结果出汗过多，变得虚弱无力，盛夏时还容易引起中暑，导致高热不退、昏迷不醒，甚至危及生命。

新妈咪秋冬衣着要保暖

秋冬交替，日夜温差大时，产后妈咪该如何调整衣着才不容易感冒呢？

专家表示，产后妈咪的免疫力通常会在2~3周内恢复，但是仍建议妈咪减少出入公共场所的

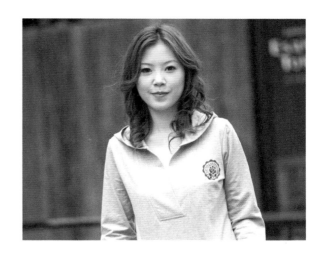

次数，避免直接吹风，进入室内脱下外衣时也应注意保暖，一感到冷就应立刻添加衣物。

此外，保暖工作不应只顾局部，还要兼顾整体。长辈时常说脖子或肚子不受凉就不会感冒，但实际上保暖工作应兼顾全身，否则照样会感冒。不只是秋冬季节，即使是夏天，妈咪也应该随身携带一件薄外套，还要穿上袜子，以适应室内外温差大的情况。

新妈咪不宜多看电视

✹ 控制时间

在月子期间，新妈咪应注意休息，要控制看电视的时间，否则眼睛会感觉疲劳。一次观看电视的时间不要超过1小时，在观看过程中，可以闭眼休息一会儿，或起身活动一会儿。

❋ 调整电视的高度、距离

电视机放置的高度要合适，最好略低于新妈咪的水平视线。新妈咪要与电视机保持一定距离，距离应是电视机屏幕对角线长度的5倍，这样可以减轻眼睛的疲劳感。

❋ 不要边看电视边哺乳

最好不要把电视机放在卧室内，更不要边哺乳边看电视。因为这样会减少母亲和宝宝交流感情的机会。宝宝听到的是电视里发出的喧闹声，听不到母亲轻柔的话语，看不到母亲的微笑，这对宝宝大脑的发育很不利。而且在观看电视时，母亲往往被电视情节所吸引，会影响乳汁的分泌。

新妈咪不宜睡席梦思床

席梦思床虽然很舒服，但并不适合新妈咪。有报道称，一些新妈咪由于睡太软的席梦思床而发生耻骨联合分离、骶髂关节错位，造成骨盆损伤。为什么会这样呢？

这是因为女性在妊娠期和分娩时，身体会分泌一种激素，使骨盆内的韧带和关节松弛，有利于产道的充分扩张，从而有助于胎儿娩出。分娩后，新妈咪的骨盆尚未恢复，缺乏稳固性。如果新妈咪此时睡太软的席梦思床，左右活动都有阻

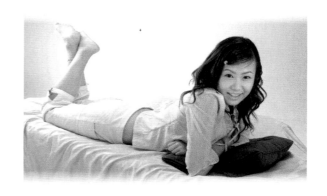

力，若想起身或翻身，必须格外用力，很容易造成骨盆损伤。

新妈咪不宜长时间仰卧

经过妊娠和分娩后，维持子宫正常位置的韧带变得松弛，子宫的位置可随体位的变化而变化。如果新妈咪产后常仰卧，可使子宫后位，从而导致腰膝酸痛、腰骶部坠胀等不适。因此，为使子宫保持正常的位置，新妈咪最好不要长时间仰卧。

新妈咪在早晚可采取俯卧位，注意不要挤压乳房，每次保持20～30分钟，平时可采取侧卧位，这种姿势不但可以防止子宫后倾，还有利于恶露的排出。

从产后两周起，新妈咪早晚各做一次胸膝卧位操：胸部与床紧贴，尽量抬高臀部，膝关节成90度。

坐月子期间的护理

剖宫产妈咪一定要知道的事

剖宫产后，新妈咪身上会留置一些管子，这些管子有哪些作用，何时可拆掉？

⊛ 静脉输液管

新妈咪因剖宫产后行动不便，且需禁食直到排气，身上会放置静脉留置针头进行输液。排气后便可以采取渐进式饮食（流质→软质→正常饮食），到可吃软质食物时即可停止输液；使用病患自控式止痛法（PCA）的妈咪，3天后可停止输液。

⊛ 尿管

新妈咪剖宫产后应放置尿管，以免手术刚结束便下床排尿引起疼痛不适。尿管放置一天即可拔除，可尝试自行排尿。若手术时采取脊椎麻醉，手术后必须平躺6～8小时，以免因脑脊髓液不平衡而引起头痛。在恢复期间，新妈咪除了学习照顾自己和宝宝以外，还要根据身体可承受的程度适当下床活动，以促进血液循环及胃肠蠕动，可加快产后恢复及预防胀气。

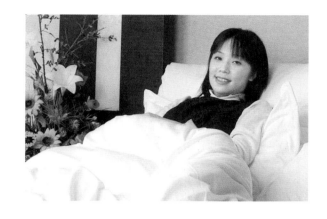

恶露的颜色和流量变化

产后2～3天：血量多，颜色鲜红。

产后3～4天：血量明显减少，颜色会变得更淡。

产后两星期：恶露颜色变得更淡，有点接近淡黄色，且量更少。有些妈咪由于体质的原因，需要一个月的时间才能将恶露排空。

> **· 小贴士 ·**
>
> 正常情况下，恶露的流量应越来越少，如果出现流量暴增、恶露有异味、发热、腹痛等现象，一定要尽快去医院，请妇产科医师检查是否出现子宫感染。

造成恶露异常的原因

❶ 子宫收缩变差或子宫内膜感染。

❷ 过度饮用生化汤。

❸ 服用的药物含有血管扩张剂成分。

❹ 妈咪过度疲劳，没有好好休息。

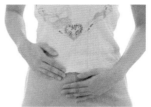
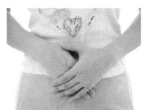

按摩步骤二　　　　　按摩步骤三

按摩子宫可促进恶露排出

在怀孕过程中，胎儿逐渐长大，将子宫撑大，在产后子宫则会慢慢地收缩回来，直到变成一个拳头大小。产后子宫的位置起初在肚脐的周围，每日会下降大约一个横指的高度，直到完全下降至骨盆腔。妈咪在生产后，子宫内的黏膜、血液、组织会随胎儿娩出而剥落，形成恶露。一般来说，剖宫产妈咪在手术时，医师会尽量将恶露清除干净，但是顺产的妈咪就得多花点心思，以求尽快排空恶露。

建议妈咪在产后进行子宫按摩，帮助子宫收缩，促进恶露排出。

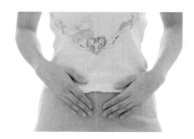

按摩步骤一

促进恶露排出的按摩方法

妈咪可以先用手触摸肚脐的周围，寻找子宫的位置，如果摸不到硬硬的、大小如拳头状的物体，就表示子宫还没收缩完全，需要进行子宫按摩。如果摸到硬硬的、大小如拳头状的物体，就表示子宫收缩良好。

妈咪可以用一只手托住子宫底，另一只手放在肚脐周围，轻轻绕着肚脐画圆。妈咪可一边按摩，一边检查子宫的软硬程度，再决定按摩的次数及时间。

剖宫产切口护理与清洁

剖宫产的手术切口位于下腹部，约15厘米长，手术当天用厚棉垫覆盖，配合束腹带加压止血。

术后第一天，医师会为切口换药，改用纱布或医用疤痕贴。

除了保持切口清洁与干燥外，每天还应观察

切口是否有红、肿、热、痛或分泌物，若皆正常，出院当天要再换一次药，重新贴上医用疤痕贴。手术10天后可开始淋浴洗澡，建议半年内皆采用淋浴，避免泡澡。除每天观察切口外，一星期需更换一次医用疤痕贴，并持续使用半年，以免产生瘢痕。

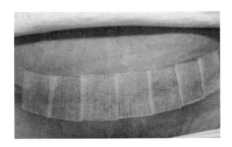

医用疤痕贴粘贴法：由一侧贴往另一侧，原则上应完全覆盖切口

会阴伤口的复原时间

当产妇临近分娩时，会阴部的肌肉群会逐渐松弛扩张，做好让胎儿通过的准备。这时候产道的肌肉壁随着胎儿通过，拉扯的力量会让产道急速变薄，会阴部也会因为妈咪用力而发生不同程度的撕裂伤。

根据临床统计，70%以上的初产妇出现过会阴部撕裂。会阴部撕裂伤在产后会引起肿胀、疼痛，妈咪无论是站着还是坐着都会明显感到不舒服，这种不适感大约在产后一星期逐渐消失，伤口复原的时间大约需要一个月。

> ·小贴士·
>
> 会阴伤口在愈合过程中，会伴随恼人的瘙痒。妈咪若痒得受不了，可以轻轻按压伤口周围，缓解瘙痒感。

会阴伤口的护理建议

❶ 多吃富含纤维素的食物。会阴伤口疼痛会影响排便的顺畅度和意愿。妈咪可以多吃纤维素含量丰富的食物，一方面可减少便秘的发生，另一方面排便顺畅，也可减少会阴伤口的疼痛感。

❷ 根据医师指示服用止痛药及抗生素，可以减轻疼痛，预防产后伤口感染。

❸ 如厕后，先用温开水轻轻冲洗会阴部，再用卫生纸轻轻按压擦干。

❹ 等会阴伤口完全愈合后，再恢复性生活，以免伤口发生感染。

❺ 如果会阴伤口有红、肿、热、痛的情形，请立即告诉妇产科医师。在对剖宫产的切口进行护理时，勿沾水，勿抠抓。

❻ 剖宫产妈咪在手术后，医师会在切口周围擦拭碘酒，贴医用疤痕贴，切口在愈合之前要尽量避免碰水。妈咪在淋浴时，请勿撕开医用疤痕贴，应等淋浴结束后，再轻轻撕开医用疤痕贴，将伤口轻轻按压擦干，之后再换上新的医用疤痕贴即可。

瘢痕体质切口要用硅胶片

一般来说，妇产科医师会在剖宫产切口上贴上医用疤痕贴，但是对于瘢痕体质的妈咪，切口愈合的部位很容易出现异常增生。如果患者经常抠抓切口结痂处，切口受到刺激，就会不断长出凸起的疤痕。这就要使用适合敏感肌肤的医用硅胶片，才能减缓疤痕的增生。

切口在完全愈合之前，新妈咪切勿剧烈运动。很多妈咪在产后希望快速瘦身，进行剧烈运动，但是若在切口尚未完全愈合时进行全身

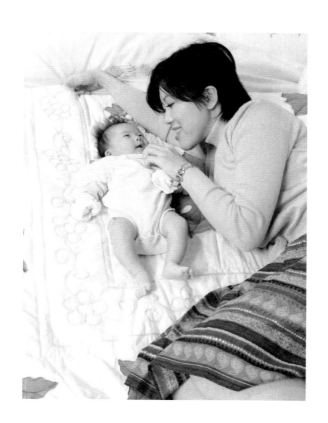

性运动（如慢跑），切口很容易裂开，甚至造成感染。

剖宫产切口通常开在靠近耻骨（比基尼线）的地方，所以医师会剃掉部分阴毛，但是在毛发长出的同时，很容易和肌肤发生摩擦而产生瘙痒（较胖的妈咪瘙痒会更明显），所以妈咪在擦拭靠近切口的肌肤时，可以用棉布沾冷开水轻轻按压，达到冷却及收缩毛孔、减缓瘙痒的效果。

如何应对产褥热

产后妈咪一旦出现异常发热症状，体温达38℃以上，就很可能是产褥热。导致产褥热的因素很多，如泌尿系统感染、乳腺炎、子宫内膜炎与切口感染等。

如果是由会阴切口发炎引起的发热症状，可将药膏涂抹于会阴部。若恢复较慢或切口较大，则可搭配温水坐浴，以促进血液循环，促进切口愈合。但若切口已严重感染，出现红肿、疼痛、化脓等情形，就要用抗生素治疗，或进行切开引流的手术。

引起产褥热的主要原因是感染，因阴道向外界开放而使细菌逆行性感染。若出现子宫感染的症状，可通过观察产后有无大量深红色且带有恶臭味的恶露，来判断是否需要进行治疗。产后妈咪的抵抗力较差，若无充分休息与足够的营养，就容易发生产褥热。

坐好月子，预防腰部酸痛

由于怀孕的时候肚子变大，孕妈咪的腰椎负荷过重，脊椎及骨盆变得松动，腰椎间神经常受到压迫，因此孕妈咪常出现腰酸背痛的情形。倘若孕妇在产前就缺少运动，韧带松弛，姿势不当，再加上怀孕时的内分泌变化，或者本身就有背痛的病史，产后更容易出现腰痛的症状。

为了减轻孕期腰酸背痛的症状，孕妈咪除了时时提醒自己保持良好的姿势外，还要避免久坐、久站、弯腰或扭腰。如果不得已要提重物的话，一定要用蹲下的姿势来代替直接弯腰的姿势。若要治疗产后腰痛，最好的方法是使用产后腰带。这种腰带比一般康复科的护腰带轻柔，类似工作时使用的护腰，只限于直立行走时使用，躺卧时不必使用。若无产后腰酸症状，则无须使用，避免累赘。

· 小贴士 ·

建议妈咪在产前、产后适度运动，这样能够有效缓解腰酸背痛。

坐好月子，预防产后抑郁

多数妈咪在产后都会出现短暂的情绪低落、失眠、疲倦、头痛、食欲不佳等情形。根据症状程

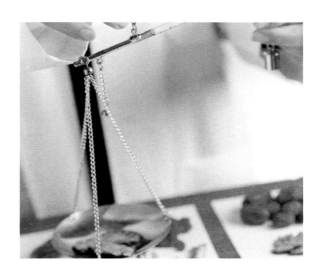

度轻重，可分为产后沮丧、产后抑郁症、产后精神病。下面介绍中医妙方帮妈咪轻松恢复好心情。

⊛ 中医妙方

将人参、党参、黄芪等用开水冲泡饮用，或与甘草、小麦、红枣、黑糖同煮，不时饮用即可。

有抑郁倾向的产妇可多吃些甘甜的食物，如红枣、黑枣、龙眼干、黑糖、葡萄干等。

坐好月子，改善妊娠纹

产后妈咪都不希望肚子上出现一条条妊娠纹。妊娠纹一旦产生，尤其是变成银白色永久性疤痕后，便很难消除。除了怀孕期间勤抹除纹霜来预防妊娠纹外，在产后还可以利用中药药膳进行调理，让肚皮逐渐恢复光滑。

饮食调理的重点是摄取富含胶原蛋白的食物，以修补被急速撑开的皮下组织。例如：玉竹有润泽肌肤的功效；丹参为常用妇科良药，能活血化瘀，多用于消除斑纹；海参属高蛋白、低脂肪且富含胶质的食物，是食疗佳品。

新妈咪不宜急于服用人参

有的妈咪产后急于服用人参，想补一补身子。其实产后妈咪急于用人参补身子是有害无益的。

人参含有多种有效成分，这些成分能对人体产生广泛的兴奋作用，服用者容易出现失眠、烦躁、心神不安等不良反应。新妈咪刚生完孩子，精力和体力消耗很大，需要卧床休息，如果此时服用人参，反而会兴奋得难以入睡，影响精力的恢复。

人参是补元气的药物，如果服用过多，会加速血液循环，促进血液的流动，这对刚刚生完孩子的妈咪十分不利。妈咪分娩后，内外生殖器的血管多有损伤，如果服用人参，就可能影响受损

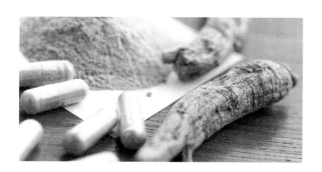

血管的愈合，造成流血不止，甚至大出血。

人参属热性药物，如果服用人参过多，还会导致妈咪上火或引起婴儿食热。

高血压妈咪坐月子注意事项

❶ 高血压妈咪在产后48小时内需要注意血压状况，留意有无头痛不适或视力模糊等现象。

❷ 注意恶露量，若脉搏变快，尿量减少，需注意有无产后大出血的情况。

❸ 高血压妈咪在坐月子期间，一定要保持身心平和愉悦。家人应为妈咪提供安静舒适的环境，妈咪尽量卧床休息，限制访客数量。

❹ 在月子期饮食方面，可采取高纤维素、高蛋白、低盐饮食。一般建议妈咪多摄食蔬菜、白色肉类（例如鱼肉、鸡肉），以便改善水肿的情况。

❺ 在坐月子期间，妈咪如能充分休息，有助于高血压的治疗。家人要多多帮助妈咪照顾新生婴儿，以免妈咪因婴儿的哭闹而无法正常休息，从而使高血压情形恶化，不好控制。

❻ 家人要给予心理支持，预防妈咪出现产后抑郁症，这一点相当重要。

❼ 若妈咪还在服用降血压药，如果突然站起来，可能会发生直立性低血压，有时甚至会昏倒，因此要非常小心起立的动作。

第二部分

新妈咪日常生活护理

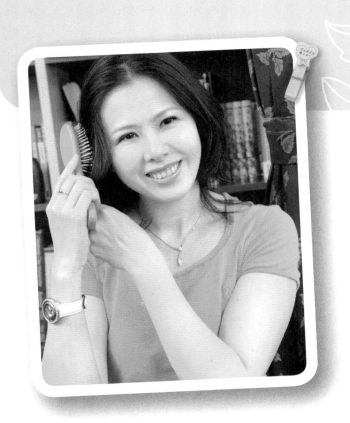

新妈咪保养重点

产后洗澡注意事项

新妈咪气血虚弱，抵抗力差，易受邪气侵害，所以产后洗澡应特别注意温度，严防邪气乘虚而入。

新妈咪产后洗澡应该做到"冬防寒，夏防暑，春秋防风"。

◉ 冬防寒

在冬天洗澡时，浴室宜暖，洗澡水须热，但不要洗得大汗淋漓，出汗太多会伤阴耗气，易致头昏、胸闷、恶心等。

◉ 夏防暑

在夏天洗澡时，浴室空气要流通，水温应接近体温，在37℃左右。不可贪凉用冷水，产后触冷会导致月经不调、腰酸背痛等病。

◉ 宜淋浴

新妈咪宜采用淋浴，不宜盆浴，以免污水进入阴道，引起感染。每次洗澡时间不宜太长，以15～20分钟为宜。

◉ 擦干身体、头发

新妈咪洗澡后，应及时将身体和头发擦干，穿好衣服以后再走出浴室。最好用干毛巾将头发包起来，以免头部受风着凉，否则头部的血管遇冷骤然收缩，可能引起头痛。

沐浴后，若头发未干，不要立即睡觉，否则会因湿邪侵袭而致头痛。空腹时和饱食后不宜洗澡，洗完澡应吃点东西，以补充耗损的气血。

新妈咪应经常梳头

梳头可去除头发中的灰尘、污垢，还可刺激头皮，对头皮起到按摩作用，加速局部皮肤血液循环，促进头发生长，起到防止脱发的作用。另外，梳头还可使人神清气爽，达到美容的效果。

新妈咪不要用新梳子梳头，因为新梳子的齿比较尖，不小心会刺痛头皮。最好用牛角梳，可起到保健作用。应勤梳头，不要等到头发很乱，甚至打结了才梳，那样容易损伤头发和头皮。头发打结时，从发梢梳起，可用梳子蘸75%的酒精梳理。最好在产前就把头发剪短，以方便梳理。

产后丈夫应该怎样做

妻子分娩后，身体和心理都会发生很大变化，丈夫应对这些变化有足够的了解，尽自己最大的努力使妻子的身心得到放松。丈夫应该做些什么呢？

丈夫要注重夫妻间的情感交流。很多夫妻在有了宝宝以后生活变得忙乱，从而忽略了情感交流，时间长了，两个人之间就会变得陌生，没有共同语言，进而导致感情出现裂痕。其实，丈夫的一句温暖、体贴的话语有时候比什么都重要。

丈夫要给妻子创造一个清洁舒适的环境。添置了婴儿床、婴儿车、学步车以及各种玩具后，家几乎变成了仓库。因此，无论如何也要把家整理得干净整洁。丈夫应该在早晨起床后，立即打开门窗通风透气，让妻子有一个良好的心情。新妈咪在月子期经常出汗，换下了很多衣服，再加上宝宝的脏衣服，丈夫一定要在当天就洗出来，待洗的衣物不要放在卧室里。

丈夫不要在照顾宝宝的问题上埋怨妻子，因为每个妈妈都会努力地尽母亲的责任，即使出现什么差错，那也是由经验不足造成的，所以这时丈夫应安慰妻子，而不是埋怨。

·小贴士·

丈夫应与妻子一起阅读有关产后护理以及新生儿的喂养、护理的书籍，为科学育儿做好准备。

新妈咪不宜吸烟喝酒

◉ 吸烟的害处

吸烟不仅对成人不利，而且对新生儿更不好。母亲吸烟会使乳汁分泌减少。对婴儿来说，烟草中的尼古丁、一氧化碳、二氧化碳、焦油、吡啶等物质会随乳汁进入婴儿体内，影响婴儿的生长发育。被动吸烟容易使婴儿呼吸道黏膜受损，引起呼吸道感染，抵抗力下降。

◉ 喝酒的害处

新妈咪饮酒后，酒精会通过乳汁进入婴儿体内，影响婴儿的生长发育。特别是大量饮酒后，可引起婴儿酒精中毒，出现嗜睡、反应迟钝、出汗、呼吸加深等现象。婴儿肝脏解毒的功能尚不健全，受损害的程度更深。另外，啤酒中的大麦芽成分还有回奶的作用，可使母亲乳汁分泌减少。

产后一定要准备束腹带吗

因为剖宫产妈咪腹部有伤口，为了避免活动时牵扯到伤口造成疼痛，影响伤口愈合，所以建议剖宫产妈咪使用束腹带。通常在产前医护人员就会提醒妈咪准备束腹带。顺产者伤口在会阴部，使用束腹带的意义不大，妈咪用或不用皆可。

如何选择束腹带

束腹带的种类和附加功能并没有太大差别，只要能固定伤口、束腹带的长度合适即可。

一般型、加强型束腹带的宽度相差不大，主要在长度上有不同规格。一般来说，体形偏瘦者可用较短的款式，体形偏丰满者则适用较长的款式。有些妈咪没有考虑到体重、身形变化的问题，提早买了束腹带，结果要用时才发现束腹带不是太大就是太小，反而造成使用不便。为了掌握准确的尺寸，建议妈咪在产后或手术前一天请家人购买。

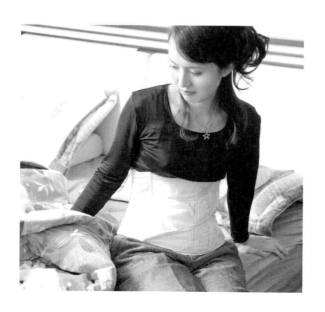

· 爱心小贴士 ·

束腹带主要用来补充肌力不足，避免腹部松弛。使用束腹带时，应注意不要过紧，位置不要过高，过紧和位置过高都会影响呼吸。

产后何时开始使用束腹带

依照妈咪生产方式的不同，妈咪开始使用束腹带的时间也不同。

✿ 剖宫产

剖宫产的妈咪从手术室出来后，大多处于平躺的休息状态，如果没有特殊活动需要，医护人员不会要求妈咪此时一定要使用束腹带。不过当妈咪要开始翻身，或第二天要下床活动，尤其是在第一次下床活动之前，为了避免牵扯到伤口，医护人员一定会让妈咪使用束腹带。

为了鼓励妈咪下床活动，一般会建议剖宫产妈咪在术后第一天就开始使用束腹带。剖宫产妈咪在用了束腹带之后，疼痛感能得到一定缓解。

✿ 顺产

针对顺产的妈咪，一般不建议使用束腹带。不过现今顺产的产妇使用束腹带的比例依旧居高不下。顺产的妈咪使用束腹带的必要性毕竟不同于剖宫产者，没有特别要求该何时开始使用，仅需要在白天活动前束上即可。

每天使用束腹带多长时间

束腹带最主要的功能是避免妈妈活动时牵扯到伤口，剖宫产妈咪醒着时最好使用束腹带，不过若没有特殊活动需求，也可以不用。那么剖宫产妈咪吃饭、睡觉时该不该用呢？专家建议如下：

☀ 睡觉时间

通常人在进入睡眠状态时，一般不会动来动去，因此妈咪睡前可先将束腹带解下。当然妈咪也可以继续用，只是身上系着束腹带难免会影响睡眠质量，妈咪可视自己的情况而定。

☀ 吃饭时间

吃饭时系着束腹带，妈咪多半感觉不适，而且在胀气、肠胃蠕动不佳时，如果还绑着束腹带，可能会使胀气情形加重。对于剖宫产妈咪而言，只要醒着就有可能不小心牵扯到伤口，所以吃饭时最好还是系着束腹带。

一天该系多长时间束腹带，其实很难有一个标准答案，需要考虑个人使用习惯和身体状况。例如天气较冷时，妈咪比较愿意一直系着束腹

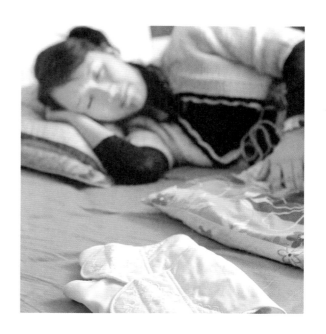

带；可是一旦进入夏天，即使稍微系着束腹带都很不舒服，使用的意愿会大幅降低。

顺产的妈咪吃饭时不必系着束腹带。许多妈咪坚持使用束腹带的理由，不外乎束腹带可达到降低食欲的效果。要提醒妈咪的是，瘦身未尝不可，但在坐月子期间，应力求营养均衡且充足，这样才会有足够的乳汁哦！

> **· 小贴士 ·**
>
> 顺产妈咪最好等恶露排净后再用束腹带，因为如果有恶露的话，穿束腹带不利于产妇身体透气，也不利于产妇身体的恢复。

束腹带的使用时间

剖宫产妈咪的束腹带使用时间，要看切口复原的情形。如果妈咪下床活动自如，没有疼痛等不适时便可考虑停止使用。妈咪产后1个多月时，疼痛感已经不是很明显，不过伤口要完全愈合，大约需半年时间。妈咪可以根据身体复原程度，逐步调整白天活动时束腹带的使用时间。顺产则没有这样的限制。

束腹带使用的时间长短和瘦身没有必然联系，妈咪千万不要有靠束腹带瘦身的想法。产后恢复的最佳时机是产后三个月内。如果妈咪在这段时间能逐步恢复苗条身材，就已经算是不错了。但若直到产后六个月仍然没有得到改善，之后可能需要更努力才行。剖宫产妈咪切口复原后，可以进行适当的运动，同时注意控制饮食，健康瘦身也非难事。

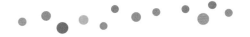

> **· 爱心小贴士 ·**
>
> 产妇容易出汗，在汗流不止的情况下，若长时间使用束腹带或使用方式错误，都会提高发生皮疹的概率。

使用束腹带的步骤

🍊 **步骤1：**

妈咪平躺于床上，将束腹带打开并放于身下，接着从两端拉起。

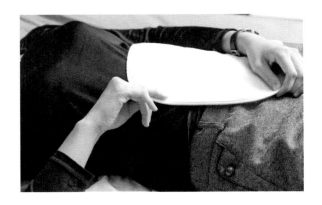

🍊 **步骤2：**

将魔术贴固定于粘贴处，最后调整松紧度即可。

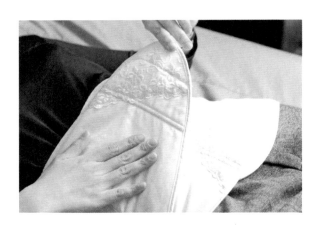

新妈咪穿戴要点

新妈咪衣着的选择

新妈咪产后衣着应整洁舒适，冷暖适宜，衣服最好宽松透气，也不宜束胸，以免影响血液循环或乳汁分泌。

❀ 夏季

在夏季新妈咪的衣着应保持凉爽，方便排汗。新妈咪的衣着、被褥皆不宜过厚，最好用棉质品，方便吸汗。若汗湿衣衫，应及时更换。

❀ 冬季

新妈咪在冬季应注意保暖。新妈咪床上的铺盖和被子要松软暖和，最好穿棉衣或羽绒服，脚穿厚棉线袜或羊绒袜，后背和腹部尤其需要保暖。

❀ 春秋季节

新妈咪在春秋季节衣着、被褥应比平常人稍厚，以无热感为好，穿薄棉线袜。

❀ 束腹带

新妈咪可以选择合适的束腹带来收紧腹部，以防腹壁下垂，但不可过紧，以免影响腹腔脏器的生理功能。

❀ 鞋子

新妈咪应选择舒适透气的布鞋或软底鞋，不要穿高跟鞋，因为穿高跟鞋会使身体重心改变，引起腰酸腿疼。即使在夏天也不要赤脚，应穿棉线袜或毛袜，防止脚底痛。

> **· 爱心小贴士 ·**
>
> 过分"捂"的不良习俗是不科学的。如果捂得太严，汗液无法蒸发，影响体内散热，造成体温升高。尤其在炎热的夏天，捂得太严可能造成中暑。新妈咪的衣着应随着四季气候变化而进行相应的增减。

新妈咪穿衣注意事项

❶ 衣着应宽大舒适。有些新妈咪因体形发胖，就用紧身衣束胸或束腰，这样的装束不利于血液流通。如果乳房长期受压迫，极易患乳痈

（奶疖）。正确的做法是，衣着略宽大，贴身衣服应选择棉制品，腹部可适度用布裹紧，这样既能预防腹壁松弛下垂，也有利于子宫复原。

❷ 衣着要厚薄适中。新妈咪产后抵抗力有所下降，衣着应根据季节变化进行增减。如果天气较热，不一定要穿长衣长裤，不要怕暴露肢体。

❸ 衣着要常换。特别是贴身内衣更应经常换洗。

❹ 冬天如果屋子不漏风，就不用戴帽子或包裹头部。冬季外出时，可适当系上围巾，但不要包得太紧。

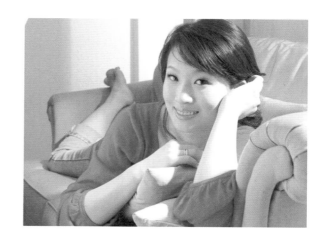

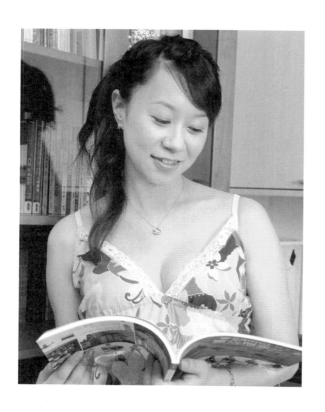

新妈咪内衣的选择

新妈咪的生理状况较为特殊，毛孔呈开放状态，易出汗，因此，应选择吸汗、透气性好、无刺激性的纯棉布料内衣，宜宽大舒适，不要过于紧身，避免选用化纤类内衣。

胸罩能起到支撑和托扶乳房的作用，有利于乳房的血液循环。新妈咪穿着合适的胸罩不仅能使乳汁量增多，而且能避免由乳汁淤积导致的乳腺炎。胸罩能保护乳头免受擦伤和碰伤，避免乳房下垂，减轻运动和奔跑时乳房受到的震动。

新妈咪应根据乳房的大小来选择胸罩的大小和罩杯的形状，胸罩的吊带要具有一定的拉力，将乳房向上托起。产后乳腺管呈开放状，为了避免堵塞乳腺管，保证顺利哺喂宝宝，应选择透气性好的纯棉布料胸罩，可以穿着在胸前有开口的喂奶衫或专为哺乳期设计的胸罩。

新妈咪起居要点

产后不宜马上熟睡

在分娩的过程中，新妈咪消耗了大量的体力和精力。因此，当婴儿出生后，母亲就会大松一口气，紧接着疲劳就会袭来，很想痛痛快快地睡一觉。

医生主张，产后不宜立即熟睡，应先闭目养神，半坐卧，用手掌从上腹部向脐部按揉，在脐部停留，旋转按揉片刻，再按揉小腹，时间比脐部稍长。如此反复按摩十余次，有利于恶露下

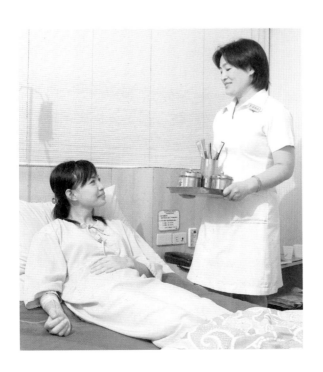

行，避免或减轻产后腹痛和产后出血，帮助子宫尽快恢复。新妈咪闭目养神数小时后就可熟睡。

产后睡眠不佳怎么办

妈咪在产后睡眠质量不佳，甚至出现睡眠障碍，通常都是因为照顾宝宝或本身心理压力过大。

☀ 照顾宝宝

部分妈咪产后会出现失眠现象。这是因为产妇的睡眠往往被婴儿不规律的生活扰乱，想睡觉时宝宝也许正在哭闹，而当宝宝睡着以后，产妇反而没有了睡意，生物钟出现紊乱。产后失眠可通过改变生活习惯来纠正。比如减少甚至取消午睡，饭后多散步，增加每天的活动量，使白天稍微疲劳些，晚上不要睡得过早，也许对纠正失眠有所帮助。

> **·爱心小贴士·**
>
> 妈咪每晚睡前喝一杯热牛奶，既能补钙，又能镇静安眠。

❋ 心理压力

妈咪在产后出现抑郁、焦虑的状况其实颇为常见，建议家人找出妈咪的压力源，并且想办法帮助妈咪释放压力。妈咪应在生活中找到能让自己快乐起来的事情，别让自己时时刻刻陷入担忧宝宝的健康、家庭的未来或其他情绪的泥淖中。

若是找不到压力源，或是无法通过自我调整将抑郁情绪抛开，也可以寻求专业医师的帮助。心情不佳通常会伴有睡眠质量不佳等问题，因此找出原因后对症下药，便能从根本上解决由心理压力造成的睡眠障碍。

产后要及时下地运动

受传统观念影响，很多女性认为产褥期必须静养，过早下床活动会伤身体。其实产后进行适当的活动，身体才能较快恢复。只要新妈咪的身体条件许可，顺产当天就应下地活动。

❋ 有利于恶露排出

及早下地活动可以促进血液循环，有利于子宫复旧和恶露排出。

❋ 有利于身体和精神恢复

若不觉得头晕、眼花，可在护士或家属的帮助下下床活动，以后可逐渐增加活动量。在走廊、卧室中慢慢行走，循序渐进地做几节产后保健操，活动身体，这样有利于加速血液循环和新陈代谢，可使新妈咪的体力和精神得到较快恢复。

随着新妈咪活动量的加大，食欲也逐渐增加，有助于乳汁分泌，促进肠道蠕动，使大小便通畅，有利于防止便秘、尿潴留和肠粘连的发生。

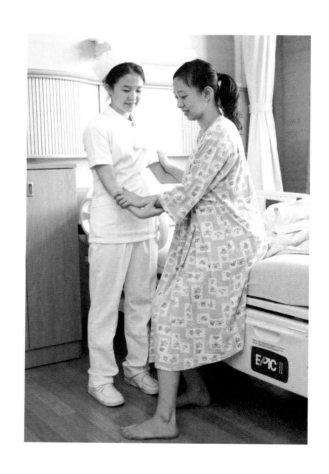

❀ 预防血栓

产后血流缓慢，容易形成血栓。新妈咪及早下地活动可以促进血液循环与新陈代谢，防止血栓形成，这对患有心脏病和剖宫产的新妈咪尤为重要。

❀ 恢复肌肉功能

肌肉功能用进废退。新妈咪及早进行活动，可以增强腹壁肌肉的收缩力，使分娩后腹壁松弛的情况得到及时改善，有助于新妈咪早日恢复苗条身材，防止发生生育性肥胖。

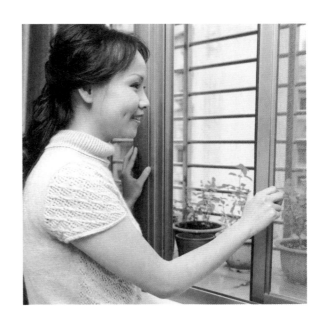

产后休养的环境

传统观念认为，无论是寒冷的冬季，还是炎热的夏季，新妈咪的居室都要门窗紧闭，避免新妈咪"受风"，留下"月子病"。其实这种说法是不正确的。不开窗通风，空气污浊，有利于病原体的生长繁殖，容易导致新妈咪和新生儿患呼吸道感染。夏季室内气温过高，甚至会导致新妈咪和新生儿中暑。因此，要适当开窗通风。

❀ 安静整洁，空气新鲜

新妈咪需要一个安静的休养环境，房间不一定大，但要安静、舒适、整洁，阳光充足，空气新鲜，避免穿堂风。每天至少开窗通风1小时，

因为新鲜的空气有助于人消除疲劳，恢复健康，并且可以给母婴提供足够的氧气。但在开窗通风时，要让母婴避开风口。

❀ 温度、湿度适宜

室温一般应保持在20～25℃，湿度为60%～65%。

> **· 小贴士 ·**
>
> 产妇身体虚弱，加上晚上要给婴儿哺乳，需要抓紧时间多休息。婴儿的神经系统尚未发育完全，稍有响动就会受到惊吓，因此产后尽量谢客，减少噪声和打扰。

在干燥的冬季，为保持室内的湿度，可在暖气或炉火上放个水盆，让水汽蒸发出来。

在炎热的夏季，可根据需要适当使用空调，注意空调的出风口不要正对新妈咪和新生儿。空调的温度也不要太低，最好间断使用，早晚定时开窗换气。

产后保健事项

✺ 顺产妈咪产后保健事项

⬤ 随时保持会阴部干净卫生。每次小便后用温水冲洗会阴，大便后应从前向后擦拭，避免污染伤口。

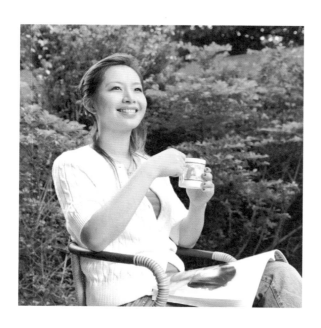

⬤ 会阴伤口剧痛时要立即告诉医护人员。可能是阴道中静脉曲张破裂形成血肿，从而引起剧痛。

⬤ 生产时用力娩出婴儿往往会把怀孕期间因下腔静脉循环不良所造成的痔疮挤出肛门外，有此情形者可用温水坐浴缓解疼痛，约两个星期后会慢慢好转。

⬤ 产后6个小时内一定要解第一次小便，以逐渐排出怀孕过程中体内增加的水分。如果因怕痛而迟迟未解，膀胱就会随尿液量增加而胀大，待尿液储存量超过1000毫升时，产妇将因神经反射受损而暂时失去排小便的能力。此时医护人员会为产妇放置1~2天的导尿管，帮助其恢复排小便的能力。

⬤ 小心感冒。由于孕期体内累积的多余水分会通过汗液排出，因此产妇在住院期间，一旦衣服被汗浸湿，就要赶快换掉。

⬤ 产后清洗身体时应避免吹风着凉。

✺ 剖宫产妈咪产后保健事项

⬤ 未排气前必须禁食。

⬤ 吸收恶露的卫生垫不要与盖在腹部伤口上的纱布重叠，以免伤口被排泄物感染。

⬤ 产后7~10天方可淋浴，之前用擦澡方式净身。

· 爱心小贴士 ·

剖宫产妈咪出院返家一周内，保持伤口清洁干燥，按时对伤口消毒，若伤口周围皮肤有红、肿、热、痛，甚至渗血及分泌物，则应尽快就诊。

妈咪假日行程表

如果妈咪在短时间内想不出善待自己、珍爱自己的方法，不妨参考以下放松提案，给自己一个美丽、自信、优雅、健康的单身快乐假日吧！

⊛ AM9:00～AM10:00

来一顿充满能量的早餐

在不必照顾老公、小孩的早晨，建议妈咪还是早起，简单梳洗后尽快整装出发，因为街口那间装潢简单、座位宽敞的早餐店，可以让妈咪从

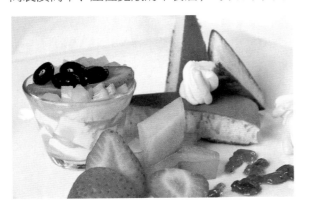

容享用丰盛的早餐，以此来唤醒全身的细胞！

出发前的叮咛

a.放慢思绪，找回你对生活的观察力与敏锐度，记住"爱自己才能爱家人"。

b.再次确认今天的行程：有没有预约，有没有订位子，给好姐妹打电话了吗？

c.给自己一个爱的鼓励，确定一下今天想要有的收获与目标。

静态休息和动态休息

在难得的假日，妈咪千万不能在家睡觉哦！因为一般的休息、睡眠对于急需释放压力者是无效的。要避免疲劳日积月累，就必须代谢掉身体内的废旧物质，使新的能量顺利进入身体。

最好的方法包括静态休息（如观赏风景、静坐、深呼吸、阅读、听音乐、和宠物玩耍、与人谈心、做放松练习等）以及动态休息（运动不仅能让身体放松，还能给人带来愉悦感，调节内分泌）。

⊛ AM10:00～PM14:00

找回最自信的容颜

储备一天的活力之后，建议妈咪不妨去一次美容院，让专业设计师为妈咪剪掉三千烦恼丝，或者打造适合妈咪的新发型。再进行一次全身SPA，既能舒缓压力，消除疲劳，又能促进新陈代谢。美丽可是女人自信的源泉之一。

去吧，三千烦恼丝

大部分妈咪在产后4~6个月开始大量掉发，可持续半年至一年不等。为解除这项困扰，妈咪可通过内在方式和外在方式进行调理。

内在方式：产后脱发是头发进入静止期的缘故。新妈咪只需放松心情，不要过分担心。因为压力过大反而会加剧脱发。妈咪可以多补充蛋白质和维生素来促进头发生长。

外在方式：选择适合自己的清洁、护理方法或产品，以便度过脱发期。

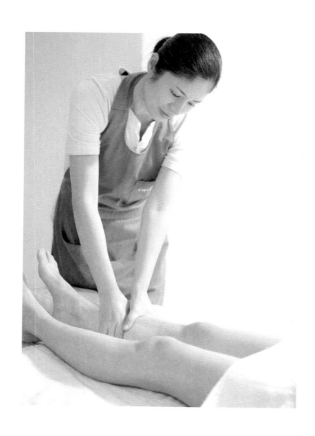

放松心情，就爱全身SPA

"累"是多数现代人对生活的感受。当累到无力放松身体时，妈咪也可选择被动式身体运动——按摩。美体按摩师了解人体的构造和脏腑经络，善于护理肌肤。美体按摩师的按摩，可以让新妈咪放松心情，达到舒压和美容养颜的目的。

☀ PM15:00~PM 17:00

姐妹的下午茶

找一家气氛好的餐厅，把姐妹们都约来，大家一边品尝美味佳肴，满足五感六觉的渴望；一边诉说近日的喜怒哀乐，享受午后的快乐时光，让沉甸甸的心事有人分享！

分享不能说的秘密

有人说倾吐心事是女人的专利。产后抑郁、焦虑是产后一年内妈咪常见的身心困扰，妈咪千万不要一个人承受。如果觉得枕边人的意见缺乏说服力，那就听听姐妹们的经验之谈。大家交换心得，彼此鼓励，豁达的人生从此开始。

对抗压力

不论抑郁症还是焦虑症，都需要专业的精神科医师诊治。这类患者通常存在完美主义倾向，心理过度敏感。因此，想要对抗压力，妈咪必须从学会放手开始，保证充足的睡眠，这样自然可以获得放松。

❋ PM18:00~PM20:00

有氧和无氧运动

妈咪能恢复到孕前的体重吗？过胖的身材不但有碍观瞻，而且可能存在健康隐患，甚至是另一个压力的来源。养成规律的运动习惯不仅可以重塑体形，还可燃烧多余脂肪，提升对抗压力的能力。

美体瑜伽正流行

什么运动最适合妈咪呢？瑜伽是这几年颇为盛行的运动之一。瑜伽是一种可以进行深层心灵沟通的运动，它既可以放松心情，又可以达到一定的运动强度。因此它既适合平静身心，又能燃脂健肌，重塑身材。

身体刚经历生产这个巨大变化的妈咪，其实并不适合高强度的运动。最好先选择冲击力较小的有氧运动。容易腰酸背痛和有肌纤维疼痛困扰的妈咪，可以选择以强化骨盆肌肉群、腹部肌肉群以及腰背肌肉群为主的瑜伽课程。

❋ PM20:00~PM21:00

恭喜妈咪就要以最健康、最美丽的身心回家了。别忘了今天所有的放松练习都只是一个开始。下一个假日是哪一天呢？妈咪一定要做快乐的自己，同时也要做快乐的人妻、人母呀！

妈咪细心度测验

晓菁的宝贝已经4个月了，在体检的前一天有点紧张。因为前几个月都是婆婆帮忙带孩子去体检的，明天是她第一次自己带孩子去。

尿布、奶瓶、水、毛巾，还有手册……晓菁正在整理明天要带的东西。该带什么东西呢？她总觉得漏带了什么。实际上带孩子去体检有这么困难吗？让我们跟她一起进入测验，顺便看看妈咪们有多细心。

下面的心理测验是计分题，妈咪可以把答案分数相加之后，再从计分范围中找答案。

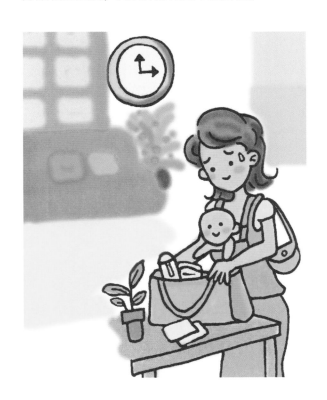

1 你认为下列哪一种方式会让晓菁不那么紧张？
（A）选择离家比较近的地方体检。
（B）找人陪她一起去。
（C）列出清单，并且询问去过的人的经验。

2 下面哪样东西你觉得体检时可以不用带？
（A）婴儿车。
（B）背巾。
（C）小凉被（包巾）。

3 晓菁选择去生产的医院做体检，早上9:30准备出发，先生无法跟她一起去。你觉得她应该怎么办？
（A）改天再去。
（B）搭出租车去。
（C）提前去等。

4 到了医院，人很多，很多人拿着手册，这时晓菁才发现自己没有在手册上填内容。她应该怎么办？
（A）赶快找个地方坐下来，先填好。
（B）不着急，到时候医生问什么回答就好。
（C）只要孩子没什么大问题，不填写也没关系。

5 终于排队等到小宝贝量体重，小宝贝突然哭闹不停。晓菁该怎么办？
（A）改天再来，先回家好了。
（B）人这么多，量好再说。
（C）先让后面的宝宝量，快看看孩子怎么了。

6 手忙脚乱地量好宝宝的体重与身高之后，还得等医生体检。你觉得应该怎么办？
（A）先喂饱孩子，以免哭闹。
（B）带孩子去医院的育婴室休息。
（C）找地方休息，等一下。

7 终于等到医生给宝宝体检，小宝贝很健康，晓菁松了一口气。医生说要打预防针，但需要等等，因为人太多。你觉得晓菁应该怎么办？
（A）既然来了，还是等一下。
（B）下次再来打，人太多。
（C）看要等多久再说。

8 晓菁选择了等待，终于等到打预防针了，可是小宝贝又睡着了。她该怎么办？
（A）直接打就好了。
（B）等孩子醒了再打。
（C）叫醒孩子再打。

9 小宝贝因为打针而不停哭闹，晓菁很慌，试着想转移他的注意力。她应该怎么办？
（A）带他远离打针场所。
（B）给他小玩具。
（C）抱着他，跟他说话。

10 打完预防针时已接近中午12点，在回家的路上，小宝贝发烧了。晓菁应该怎么办？
（A）马上返回医院。
（B）先回家。
（C）赶快打电话给老公和家人。

请将您选择的答案依照下表得到的分数相加之后，就可以知道您的细心度有多少啦！

	1	2	3	4	5	6	7	8	9	10
A	10	10	2	10	2	10	5	2	5	10
B	2	5	5	5	5	2	2	10	2	5
C	5	2	10	2	10	5	10	5	10	2

分数介于20～45之间，妈咪细心度30%：不够了解宝宝，所以退缩

这种类型的妈咪们，您害怕育儿吗？或是对于照顾宝贝，妈咪没有信心。这项测验表明妈咪生活的重心并不是以育儿为主，面对育儿任务，似乎有点逃避、有点焦虑，或过于依赖他人。要知道宝贝最需要的是妈咪，而不是其他照顾者。所以妈咪不妨多花一些时间在宝贝的身上，通过多了解宝宝获得更多自信，这是一项很重要的课题。

儿童查体是了解孩子身体状况最好的方式。查体时，妈咪可以多向医生询问关于育儿的问题。

分数介于46～75之间，妈咪细心度60%：直爽育儿，偶尔粗心

生活中有很多事情不得不让我们忙碌。如果再加上一个小宝贝，那么偶尔的分心也是会有的。这种类型的妈咪在育儿方面有时会以方便作为准则，比如本来想让孩子自己学习拿汤匙吃饭，但因为考虑到孩子会弄脏衣服、弄脏环境，耗费的时间会很长，所以最后还是选择喂食。在这样的情况下，妈咪有时难免忽略孩子真正的需求，让孩子失去学习的机会，这其实有点可惜。如果妈咪们多些耐心，多给孩子学习的机会，将会有很好的回报。

在查体时，请先检查手册需要填写的内容，除了提醒自己相关事宜外，还可缩短看诊的时间，减少等候的辛苦。

分数介于76～100之间，妈咪细心度90%：判断理智，细心见长

这种类型的妈咪们在遇到与宝宝有关的突发事情时，会做出最冷静客观的选择，知性的育儿方式让周围的人都把妈咪当作育儿顾问。面对育儿问题，妈咪会以书本知识为准则，对传统的育儿经颇为不信任，所以当遇到养育方法与长辈观念有冲突时，会让妈咪伤透脑筋。要是有能力自己照顾宝贝，妈咪绝对不会找别人帮忙，一定要亲自照顾宝贝。

带宝贝体检也许对妈咪来说是熟门熟路了，所以不需要太多的提醒。在此给妈咪们一些小小的叮咛，在育儿的路上也许可以放松一点，这有助于宝贝将来自信心的建立。

新妈咪心理调整

妈咪解压方法

为了保持快乐的心情，妈咪可试着通过下面这些方法找出自己的压力来源，顺利将压力排解掉。

❋ 勇敢面对自己真实的情绪

❶ 找出个人的情绪脉络：对自己的情绪状态进行记录与评估。

❷ 察觉自己的情绪变化：注意心理反应，避免情绪失控。

❸ 增加对他人情绪的敏锐度：避免受他人不良情绪的影响。

❹ 了解自己应对压力及不良情绪的常用方式：了解自己一般使用什么样的防卫机制来管理情绪。

❋ 寻回生命的热情

❶ 你心里最有感触或最受感动的事情是什么？

❷ 你最喜欢做的事情是什么？

❸ 你的最爱是什么？

❹ 你衷心期盼什么？

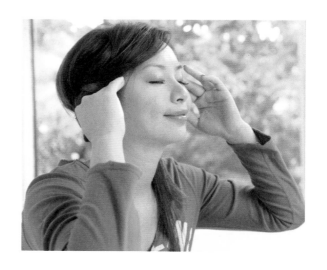

❺ 什么能让你快乐？

仔细想想上述问题，并将答案写下来，努力实现内心的愿望，即可创造幸福生活。

❋ 寻找解决问题的策略

❶ 向榜样学习：妈咪心目中的好妈咪人选不一定是名人，也可以是周围的邻居或同事。

❷ 培养乐观的态度。

❸ 培养幽默感。

❹ 积极改善工作环境，建立有效的时间管理机制。

❺ 掌握良好的沟通协调能力。

✳ 增加社会支持度

❶ **拥有相互支持的伙伴：** 好东西要和好朋友分享。

❷ **适时地向外界求助：** 可以向专业人员求助，如心理咨询师等。

❸ **寻找心灵寄托。**

❹ **贡献一己之力，担任社会义工：** 取之于社会，用之于社会；付出就是获得，施比受更有福。

✳ 学习自我释怀

❶ **自助：** 面对问题不回避，找出解决方法；提高心理防护能力；注重养生保健，增加抗压能力；培养休闲嗜好，找出舒缓压力的快乐源泉。

❷ **人助：** 向知己好友倾诉心头郁闷，建立支持互助系统。

❸ **天助：** 利用精神信仰的力量，尽人事，听天命。

❹ **发掘自我优势，培养自信：** 寻找自我人格上的优点及未开发的潜能，取长补短。

❺ **不忘随时奖励自己：** 对自己好一点，每完成一项工作，可以犒赏一下自己。

❻ **凡事量力而行，不要过度追求完美。**

❼ **适度运动：** 适度运动是保持健康、长寿与好心情的好方法。

❽ **科学合理的饮食与均衡的营养摄取：** 保证正常代谢，可减轻身体负担。

产后妈咪情绪低落的原因

由于产后内分泌发生变化，新妈咪元气大伤，容易造成情绪不稳定。另外，新妈咪睡眠不足也是情绪低落的主因。新妈咪在怀孕末期需要更多的睡眠，但常被胎动吵醒，或由于心情紧张、兴奋而难以入睡，或由于怎么躺都不舒服而失眠。新妈咪在生产前后睡眠质量普遍差，容易出现烦躁不安、头痛、情绪起伏，甚至产生焦虑、沮丧的不良情绪。

产后妈咪体内激素发生了巨大变化，同时必须面对角色的转换以及生活适应等问题。若此时没有得到适当的支持与照顾，很可能会有产后心理疾患。不论是产后情绪低落还是产后抑郁症，都是可以治愈的，新妈咪千万不要讳疾忌医。这时的新妈咪更需要家人的了解、支持与帮助，才能走出情绪的低谷，扮演好妈咪的角色。

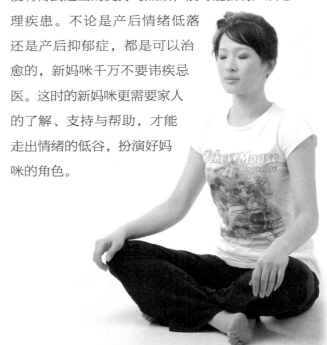

哪些女性容易出现产后抑郁

女性的内分泌状况与健康息息相关。患有月经期不适、经前期综合征的女性，是易出现产后抑郁的高危人群。

研究显示，经期不适合并抑郁症的女性，有20%~50%的可能转为更年期抑郁症。

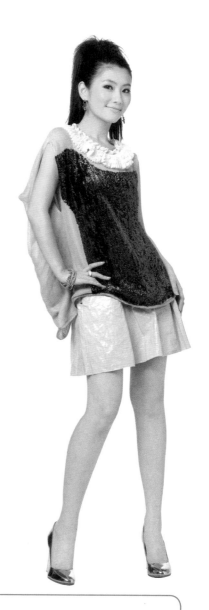

⊛ 产后抑郁高危人群

◎ 曾经是抑郁症患者。

◎ 经前期综合征严重者（已影响到人际关系，无法正常工作）。

◎ 不想怀孕者（如没有准备好就怀孕、母婴关系不协调、强暴怀孕等）。

◎ 配偶或婆媳间关系紧张者。

◎ 本身生活压力过大者。

◎ 缺乏家人和朋友的支持者。

◎ 少女怀孕（内分泌功能尚不健全）。

◎ 滥用药物者。

◎ 在怀孕期间经历了重大的生活变动，如搬迁、失去工作等。

◎ 分娩过程不顺利。

◎ 童年遭受过创伤，曾经被虐待或家庭关系不和睦。

· 小贴士 ·

即使属于产后抑郁的高危人群，也不一定患产后抑郁。有很多女性具有多项危险因素，却从不抑郁；有些女性只有一项或者根本没有这些危险因素，却在产后患了重度抑郁。

产后抑郁症的判定

很多妈咪在产后几天都会出现情绪不好、容易哭泣、有负面想法等问题，但一般不会持续两个星期以上，大多会自行好转。下面列出九项情绪症状。如果妈咪在产后四周至半年以内，出现其中五项症状，而且症状持续两周以上，即属于产后抑郁症。

❶ 情绪低落。

❷ 对事物失去兴趣。

❸ 失眠或嗜睡。

❹ 食欲过多或过少。

❺ 存在负面思想。

❻ 思维迟钝或情绪急躁。

❼ 注意力无法集中。

❽ 严重的罪恶感：责怪自己不关心孩子，从而丧失自信心。

❾ 存在挥之不去的死亡念头，甚至有自杀行为。

产后抑郁症的三大症状

产后抑郁症按程度轻重可分为沮丧、疲劳和严重的抑郁。

✹ 产后沮丧

产后沮丧的症状程度通常比较轻微，大约发

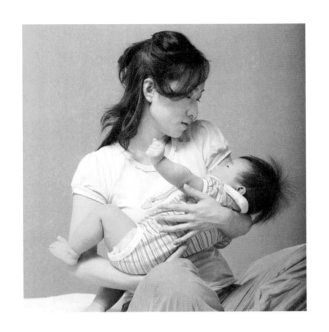

生在生产后的两周内，产妇会出现情绪低落及莫名哭泣的心理反应。约有一半以上的产妇会出现这种情形，但大多数产妇会自然恢复。

✹ 产后疲劳

产后疲劳通常会在产后两周出现，若是由贫血引起，恢复速度较慢；若是由家务操劳引起，只要让产后妈咪得到充分的休息，就可以得到改善。曾经发生过这样一件事情，有一位疲劳过度的产后妈咪，有一天晚上丢垃圾时，竟把两个月大的宝宝当成垃圾丢到垃圾箱中，幸好有好心路人提醒，不然小宝宝现在身处何方都不得而知。

◉ 产后抑郁

产后抑郁的症状在产后的一年内都有可能发生。除了情绪低落外，还有失眠、多眠、无食欲及有自杀倾向等症状，严重时还会出现"拒婴"或"弃婴"的行为，甚至有"杀婴"的危险举动。当怀疑自己患了产后抑郁症时，妈咪就应该立即就医。身边的家人、好友此时应给予妈咪最大的帮助和鼓励。

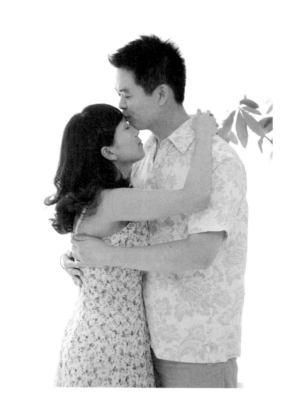

轻微产后抑郁

轻微产后抑郁是产后妈咪最常见的一种症状，是指在产后2~4天开始出现的短暂抑郁状态，一般不会超过两周。

◉ 典型症状

轻微产后抑郁的典型症状是无缘无故哭泣、情绪多变、易怒与焦虑。

◉ 怎么办

有85%的新手妈咪可能出现轻微产后抑郁，但若得到家人、朋友的关心和帮助，症状一般可以完全消失。只要两周内症状缓解，可视为正常现象，不必担心。若是曾有孕期抑郁和严重经前期综合征，要留意产后抑郁的可能。

重度产后抑郁

重度产后抑郁一般出现在产后2~4周，有10％的产妇会出现重度产后抑郁症。

◉ 典型症状

重度产后抑郁的症状有情绪低落、丧失兴趣、疲倦、无活力、绝望、无助，重复出现自杀念头，注意力不集中，思维迟钝等。

✺ 注意事项

重度产后抑郁症的病情可能发展迅速，有时候病人会因自己不能尽母职，无法照顾小孩而自责，甚至有自杀或带宝宝一起寻死的念头。妈咪产后情绪低落时，家人应对妈咪多加体谅，帮忙照顾小孩，帮助妈咪走出情绪低谷。

✺ 怎么办

若及早就医，疗效甚佳。家人应及早带妈咪就医，帮忙照顾小孩，让产后妈咪静养，不要对她有太多的苛求。产后抑郁多半是因为产后内分泌发生改变，加上个人敏感体质，以及照顾宝宝太劳累等，要及早确诊及治疗。

产后精神病

几千名产妇中，有1～2例会发生产后精神病。

✺ 典型症状

产妇会出现激动、幻觉、情绪剧烈波动或彻夜不眠的现象。

✺ 怎么办

此时要先排除产妇有其他内外科器质性病变的可能，如感染、药物滥用或戒断、免疫性疾病等，并给予抗精神病药物治疗，以求及早控制病情。

> **·爱心小贴士·**
>
> 对产后精神病患者的心理治疗是必需的。针对病人的心理问题，医生应给予同情、鼓励和关怀，并提出指导性建议或劝告，使患者的情感得到宣泄释放。

改善产后抑郁的方式

随着现代人的生活压力逐渐加大，产后抑郁成为不容忽视的问题。产后妈咪若发觉自己有产后抑郁的倾向，除了寻求专业的医疗协助外，还可依照以下六种方式，在日常生活中改善自己的生活态度，恢复产前的健康与自信。

倾诉： 可找朋友或家人倾诉心事，寻求内心的支持与安慰。

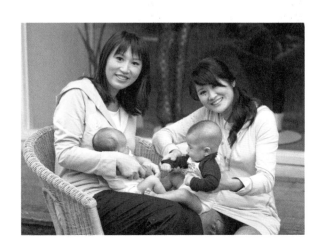

不要忽略另一半：适当处理好与另一半的关系，不要因为全心全意照顾宝宝而忽略了另一半。

保卫自身权益：生产或坐月子期间若遇到公司为难自己，可向劳动保障部门咨询与寻求帮助。

不要追求完美：无论是在照顾宝宝方面还是在与另一半相处方面，新妈咪都不要追求完美，不要苛求自己和家人。

保留私人空间：每天可留出属于自己的时间（时间长短根据自己的需求而定），做自己想做的事。

寻求专业协助：当怀疑自己有罹患抑郁症的倾向时，不要害怕寻求精神科医师的协助，有了专业协助才能有效地避免抑郁症的发生。

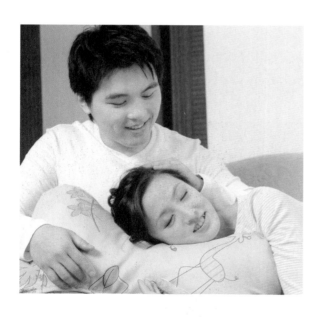

如何度过产后情绪低落期

✹ 建立良好的人际关系

如果在育儿方面碰到问题或困难，应多多请教周围的人，可咨询长辈、姐妹或朋友，甚至医护人员。要和丈夫保持良好的沟通，多安排一些亲友聚会，交换彼此的育儿心得。如果想要宝宝开心活泼，父母必须也是快乐健康的人。

✹ 日常生活方面

❶ 丈夫和家人的关心与支持，是对抗产后抑郁症最好的方法。

❷ 新妈咪可以在坐月子期间做一些自己喜欢做的事，或者找个适合的朋友，把心里的不安和不满都说出来，千万别压抑情绪。

❸ 家人要多与妈咪沟通，用积极的态度陪伴妈咪度过产后情绪低落期。

✹ 必要的时候接受精神科医师的治疗

大部分新妈咪在生产后会出现情绪低落，只要有家人的支持与照顾，都可以顺利治愈。如果达到产后抑郁症的严重程度，就需要接受精神科医师的治疗。治疗方法包括以下几种：

医师：在确定诊断后，医师会给予妈咪抗抑郁药物。

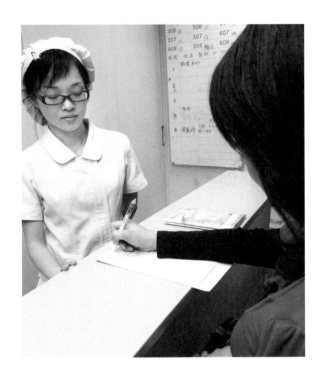

护理人员：指导妈咪进行产后身体护理和正确哺育宝宝。

心理医师：针对新妈咪的失落感及负面情绪，为新妈咪提供适当的心理及家庭教育辅导，或提供可利用的外在资源来帮助妈咪适应角色的转换。在多种方法配合治疗下，大多数妈咪都能够免受产后抑郁症的长期困扰。

产后抑郁的妈咪可以照顾宝宝吗

产后抑郁症的特点是：症状变化速度快，可能今天情绪正常，隔天就带宝宝去自杀。虽然对宝宝的亲密程度低，但这些妈咪会觉得照顾宝宝是自己的责任而要亲自照顾。对于产后抑郁症患者照顾宝宝和哺乳的问题，有以下的讨论。

⊛ 可以照顾宝宝吗

患有产后抑郁症的妈咪特别需要好好休息，因为睡眠能够帮助调节内分泌。医师不建议让患产后抑郁症的妈咪独自照顾宝宝，否则可能让妈咪感到未能尽职而自责。家人可以委婉地告诉妈咪，不是怀疑她没有能力照顾宝宝，而是现在她最需要的是休息。如果妈咪的病情需要积极治疗，照顾小孩的责任就需要家人来分担。妈咪除了服用药物外，还要得到家人的关怀和支持，并且按时复查，以免妈咪的病情加重。等到妈咪摆脱抑郁症，心理恢复良好，妈咪就可以和宝宝建立亲密的关系。

⊛ 可以哺乳吗

考虑到产后妈咪可能需要哺乳，医师为产后抑郁症妈咪开药是相对保守的。抽血检验显示，抗抑郁药物在母乳中的含量是极少的。产后抑郁症症状轻微的妈咪如果要哺喂母乳，可以和医师讨论药物的服用方法，在服药后4～6小时（6～8小时更好）再哺乳，也可以在睡前先喂完奶再服药。但是如果妈咪的病情已经达到生活无法自理的程度，就可能无法哺喂母乳了。

产后妈咪心情温度计

产后妈咪可利用下面的健康评估表自我评估最近一周的心情状况。

1~5题合计总分，第6题另计

最近一周的心情	完全没有	轻微	中等程度	厉害	非常厉害
1.睡眠困难	0	1	2	3	4
2.感觉紧张不安	0	1	2	3	4
3.觉得容易苦恼或愤怒	0	1	2	3	4
4.感觉抑郁或情绪低落	0	1	2	3	4
5.觉得比不上别人	0	1	2	3	4
6.有过自杀的念头	0	1	2	3	4

0~5：身心适应状况良好。
6~9：属轻度情绪困扰，建议找家人或朋友谈谈，宣泄情绪。
10~14：属中度情绪困扰，建议寻求心理咨询或接受专业咨询。
>15：属重度情绪困扰，建议寻求专业辅导或接受精神科医师的治疗。
第6题单独记分：2分以上时，建议寻求专业心理辅导或接受精神科医师的治疗。

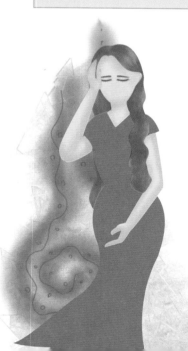

· 小贴士 ·

产后抑郁不是妈咪的错，而是因为妈咪的身体对内分泌的变化过于敏感。当产后妈咪身体较为虚弱时，家人应多关心妈咪，不要将她当作生产的工具。产后妈咪的抑郁心情是可以驱散的。通过妈咪的自我调整、家人的支持与专业医师的治疗，妈咪完全可以摆脱产后抑郁的阴影。要让妈咪们了解，唯有体贴自己才能更爱宝宝。

第三部分

新妈咪饮食调养

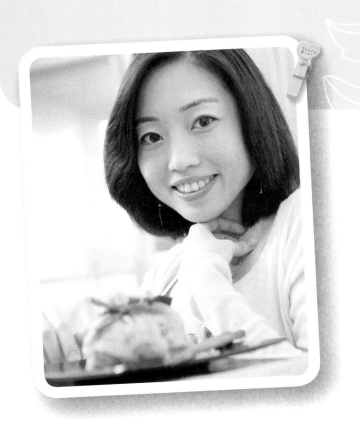

新妈咪饮食指南

顺产妈咪饮食原则

❶ 营养均衡。

❷ 控制热量。

❸ 食物不宜过度油腻或刺激。

❹ 避免吃肥肉或肉皮。

❺ 避免摄取过多盐分。

❻ 多喝汤（应少喝油腻的汤）。

剖宫产妈咪饮食原则

剖宫产的妈咪需要等排气后才能进食。医生会给产妇静脉输液，以补充水分及电解质，待产妇排气后再开始采取渐进式饮食。先进食流质食物，若肠胃无不适，即可喝点稀饭，仍无不适，即可采取正常饮食。其余饮食原则及注意方式与顺产相同。

哺乳妈咪饮食原则

❶ 哺乳妈咪忌吃大麦制品，以免影响乳汁分泌。

❷ 增加乳汁分泌的食补方有以下几种：

海鲜类：虾、鲈鱼、黄鳝。

点心类：红豆红糖汤、芝麻核桃粥。

豆腐类：香菇豆腐汤。

花生及肉类：水煮花生、花生猪蹄汤、金针菜猪脚汤、海带排骨汤、乌骨鸡汤。

产后清淡饮食保健康

哺喂母乳的妈咪可以多吃麻油、花生等富含蛋白质和适量脂肪的食物。此外，产后妈咪的肠胃需要时间恢复，不宜吃过于刺激性的食物。

每位妈咪的身体状况及对食物的接受度不同，妈咪应视自身状况进行调整，并无绝对禁忌或必吃的食物。如果是由长辈照顾妈咪坐月子，很多妈咪会有食物太过油腻、太补的感觉。吃下去这些食物是补了身体，还是造成了身体负担呢？

专家建议，妈咪在月子期间，饮食应以清淡、营养为原则，可多摄取高蛋白、高钙、高铁的食物。而且妈咪需要注意，若摄取过多补品，会造成身体的负担，因此必须调配好产后饮食，即使不能帮助减肥，但至少能让妈咪保持健康且不发胖。

能让心情变好的食物

◉ 倦怠、沮丧、情绪不安

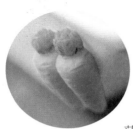

吃富含维生素B_6的食物可减轻沮丧、情绪不安、倦怠等症状。

富含维生素B_6的食物有牛奶、胡萝卜、豆类、菠菜、葵花子、核桃等。

◉ 脾气暴躁、焦虑、神经质、失眠

吃富含钙和镁的食物可以减轻神经质、焦虑不安的症状。

富含钙和镁的食物有牛奶、鱼干、豆类、海藻类、五谷、坚果、深绿色蔬菜等。

◉ 调节情绪激素的分泌

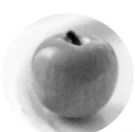

多吃含天然雌激素成分的食物可帮助调节大脑中情绪激素的分泌。

含有天然雌激素的食物有樱桃、苹果、黄豆、苜蓿、茄子、大蒜等。

· 爱心小贴士 ·

全麦面包是一种可以安全食用的抗抑郁食物。全麦面包含有能帮助人体吸收调节情绪的色氨酸。在吃富含蛋白质的肉类、奶酪等食品之前，先吃几片全麦面包，可以促进色氨酸的吸收。

产后何时开始进补

无论妈咪是顺产还是剖宫产，能否使用中药调理都要看伤口的愈合程度。在产后，妇产科医生通常都会给妈咪开些消炎止痛药、子宫收缩剂。第一阶段所用的生化汤，顺产妈咪应在产后第三天，且无大出血或伤口感染等情况下，才可服用；剖宫产妈咪若服用生化汤，则应该避免同时服用子宫收缩剂。

有些大补气血的药比较燥热，不适合在产后初期伤口仍未愈合时服用，否则可能导致充血疼痛、恶露增加等问题。

产后进补因体质而异

月子向来被视为改善体质的重要时期。坐月子的目的是要通过适当的饮食和生活调理，帮助产后妈咪尽快恢复健康，重新回归正常的生活。

产后进补的观念来源于我们的祖先。中医认为："产后气血暴虚，理当大补。"加上在过去农业社会里，由于女性平日辛勤劳动，营养不良，因此往往利用坐月子的时候好好休息，大补一番。

反观现代社会，生活普遍富裕，一些女性平时不仅缺乏运动，而且肥胖，怀孕期间就已经开始拼命进补，至于生产后就更不用说了。因此上述传统的坐月子方法对产妇是一件好事吗？各位妈咪可要冷静下来好好想一想哦！例如，产前原本就存在肠胃问题的女性，在产后消化系统较为

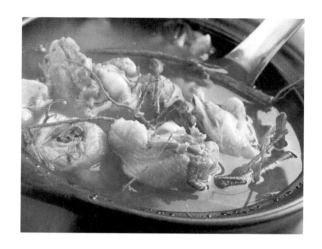

虚弱，不宜马上进食油腻补品，否则容易引起胀气、腹痛或腹泻，肠胃消化吸收功能因此受损，造成"虚不受补"的状态，这样不但无法吸收补品中的营养，反而会造成肠胃的负担。

专家建议，由中医师依据产后妈咪不同的体质，制订个人的产后进补计划。即使各地风土人情不同，只要调理的大原则不变，结合中西方营养学各自的优点，适当补充营养，就能达到促进伤口愈合和子宫恢复的目的。这就是最好的现代坐月子方式。

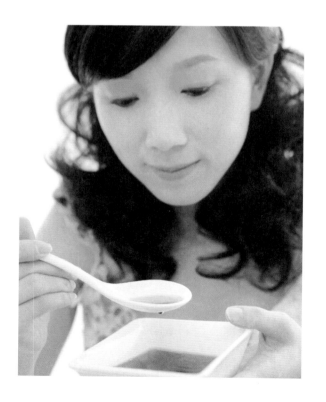

· 小贴士 ·

若妈咪患有高血压、糖尿病或较为肥胖，就不宜采用传统的方式坐月子，应多食用蔬果、瘦肉等低热量、高营养的食物，以便控制病情或体重。

产后不宜服用的补药

◉ 人参

人参具有很好的补气效果，对于子宫收缩颇有帮助，但它具有止血功能，因此不建议在刚开始服用生化汤时使用。

另外，哺乳期间使用人参、党参，容易导致乳汁分泌减少，如非必要，可用黄芪代替。虽然人参可补气，但比较燥热，在恶露仍多时应避免使用。

上述为一般禁用人参的理由。但如果妈妈产后非常虚弱，出血量很大，中医师可能会考虑使用人参。

◉ 黄连

黄连是苦寒药物，但并不会损害肠胃功能。妈咪产后初期体质比较燥热，多虚且需要排出恶露，使用过寒的药物可能伤气血，导致恶露变少，甚至排不干净恶露，故不建议使用。

以此类推，不宜多食如白萝卜、大白菜、西瓜等偏寒的食材以及茶、咖啡等刺激性饮料。若有特殊情况，则应先询问医生的意见。

产后不宜过度滋补

中药是天然的草药，在剂量上的弹性比西药大得多，因此即使是同时服用药膳和汤药，通常

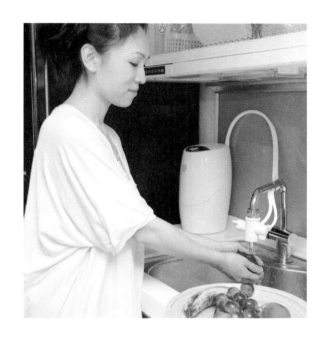

也不会存在过量的问题，但仍要观察新妈咪的体质与中药调补的效果，随时进行调整。

◉ 过度滋补的症状

产后妈咪滋补过头的情况常见于月子期间食用补气血的药方。妈咪服用汤药后如果出现烦躁、睡不着、口干舌燥、腹胀、腹泻、长痘痘、口腔溃疡等燥热的症状，就要减少服用的剂量或请医生调整药方。

在坐月子期间，很多产后妈咪还会食用鱼汤、麻油鸡等，通常按药方两天进补一次就可以。若一味大补特补，可能造成肠胃损伤，反而不利于吸收补品的营养。

❀ 过度滋补怎么办

妈咪如果出现上述过度滋补的症状，最好暂停进补，询问医生的意见后再进行调整。

另外，坐月子期间有两大健康守则，一要保证正常的肠胃功能，二要避免着凉感冒。若产后妈咪肠胃功能不佳，或着凉感冒，都会影响进补的效果，绝对不容忽视。感冒时若继续进补，可能会加重症状，如喉咙痛、流黄鼻涕等，所以应暂停进补，先把感冒治好再说。肠胃功能不佳者，即使进补也无法顺利吸收，勉强进补不见得有效果。

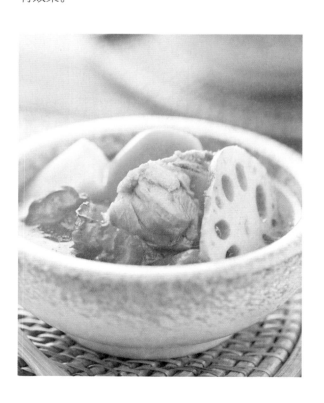

中药调养产后问题

中药药方除了有一般调养的作用以外，妈咪如有以下问题，也可求助中医，选择合适的药方。

❀ 水肿

如果产后1~2周恶露排出不良或水分代谢不好，就容易出现水肿症状，此时可视体质服用红豆汤，或在药方中加入益母草，以达到利水消肿的效果。

❀ 乳汁不足

若要促进乳汁分泌，妈咪可多食用鱼汤、猪蹄等含胶原蛋白的食物。例如八珍汤本身既可补气血，又能促进乳汁分泌。另外，如果希望乳汁分泌通畅，除了要做好乳房护理，排空乳汁外，还可在原有的八珍汤内，另加一些香附等行气药物，使乳腺管更加通畅。

❀ 乳腺炎

坐月子期间，妈咪若出现发热、乳房胀痛等症状，均应就医处理。在药材的选择上，最常用的是蒲公英，加一些当归、川芎或王不留行直接煮水喝，可消炎和促进乳腺管通畅。这时妈咪不宜吃油腻的食物，以免加重乳腺管阻塞。

❂ 回奶

新妈咪若由于某些原因而无法继续哺喂母乳，建议用麦芽直接煮水喝。回奶期间，减少对乳房的刺激，不做乳房按摩，不挤乳。

妈咪冬季进补须知

❂ 中医观点

中医经典《黄帝内经》中提道："冬三月，此谓闭藏，水冰地坼，无扰乎阳，早卧晚起，必待日光，使志若伏若匿……"意思是冬天的这三个月，由于气候较寒冷，人体真气会不断外泄，能量流失。因此中医认为，要将真气内收在身体中，以储存能量，维持体温，这是冬天养生最重要的原则。

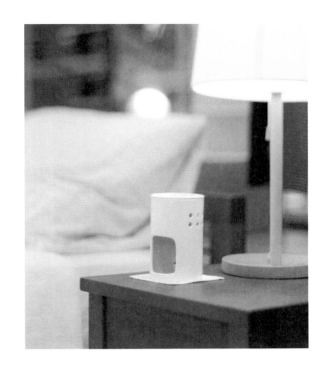

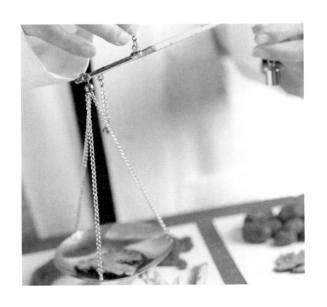

❂ 您补对了吗

如果在尚未弄清楚自己体质的情况下就胡乱进补，是会补出问题的。以燥热体质为例，属于燥热体质的妈咪在冬天就不太适合进补，即使要补，也要采取凉补，不宜采取温补。因此可选择偏凉的百合莲子汤等补品，再加入一些银耳与少许冰糖，煮成甜汤食用。

属于燥热体质的妈咪不宜食用姜母鸭、当归羊肉汤、中药炖排骨等食物，否则容易出现后续症状，如口腔溃疡、便秘、烦躁、失眠等。气虚或血虚体质者可考虑吃十全大补汤或十全大补鸡。

新妈咪调理妙方

新妈咪中药调理

⊛ 生化汤

材料： 基本方为当归、炮姜、川芎、桃仁、炙甘草，不同的医生可能会另有增减。

用法： 自然分娩者在产后第三天，或服完子宫收缩剂后开始服用。每日1剂，服5~7剂，一般服至恶露呈淡灰黄色，略带粉红色即可。自然流产者则视体质及情况决定是否服用。至于人工流产及剖宫产者，由于医生会清理子宫内部，一般不会有多余组织残留，如无特殊情况，可以考虑不服。

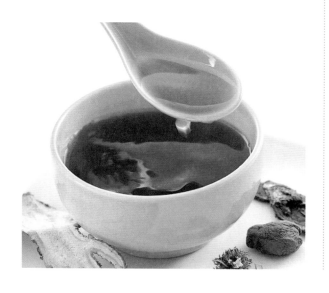

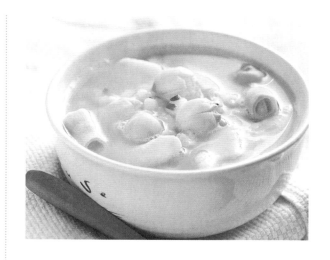

⊛ 四神汤

材料： 猪小肠100克，水6碗，薏苡仁15克，山药15克，莲子24克，芡实15克，茯苓15克，适量盐。

制法： ❶ 将猪小肠洗净，切寸段，与药材一起熬煮至熟烂即可，通常需要熬煮1小时以上。

❷ 加少许盐调味，如果妈咪喜欢的话，再加些米酒则味道更香。至于配料部分，可依个人喜好增减。

用法： 当正餐或点心食用。

禁忌： 发热或发炎时勿用。

⊛ 八珍汤

材料： 四物汤（当归、川芎、白芍、熟地）+ 四君子汤（党参、茯苓、白术、甘草）。

用法： 从产后第三周开始，由于身体内的燥热已经退去，应着重补足生产时的损耗。可根据个人体质，使用温性药物补气养血。

功效： 补气养血。

⊛ 养血润肤保湿茶

材料： 生地15克，丹参9克，黄芪9克，当归6克，白芍9克，山药9克，炙甘草4.5克，红糖适量。

制法： 将所有材料加水1000毫升，用大火煮开后，转小火续煮5分钟即可食用。

用法： 当茶饮。

禁忌： 发热、咽痛、腹泻者及孕妇忌用。

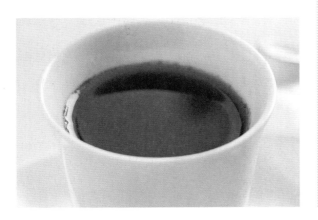

⊛ 十全大补汤

材料： 四物汤（当归、川芎、白芍、熟地）+ 四君子汤（党参、茯苓、白术、甘草）+ 黄芪 + 肉桂。

功效： 补气养血。

⊛ 壮骨健腰调经方

材料： 当归、川芎、白芍、熟地、党参、茯苓、白术、甘草、黄芪、肉桂、乌骨鸡或土鸡、鲈鱼、猪排骨。

制法： 将药材连同乌骨鸡或土鸡、鲈鱼、猪排骨放入锅中，煮成清汤后服用。

用法： 产后满3周开始服用。

功效： 补腰肾，壮筋骨，防脱发，恢复到未怀孕前的体能状态。

⊛ 顾胃健运方

材料： 党参、淮山药、茯苓、扁豆、莲子、芡实等。

制法： 将药材连同猪肚、猪排骨、猪粉肠（任选一种），煮成清汤后服用。

用法： 产后即可服用。

功效： 调整肠胃功能，促进日后其他补品的吸收。

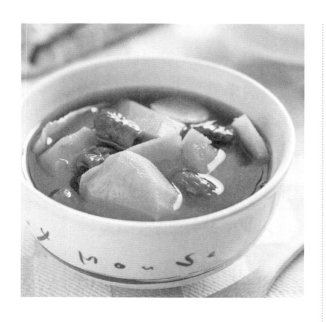

⊛ 美白地瓜汤

材料： 地瓜300克，黄芪9克，丹参9克，玉竹9克，老姜20克，红枣6个，水1000毫升，红糖适量。

制法： ❶ 将地瓜洗净去皮，切成适当大小的块状备用。

❷ 准备一锅水，加入上述中药材、老姜，待水沸腾后将地瓜块放入锅中，煮至松软，接着放进红糖拌匀，再略煮一会儿即可。

用法： 当点心。

禁忌： 发热、咽痛、腹泻者及孕妇忌用。

功效： 美白，活血，养血。

新妈咪调理食谱

⊛ 山药冬瓜鲤鱼汤

材料： 新鲜冬瓜连皮200克，山药9克，枸杞3克，鲤鱼200克，生姜两小片，盐、酒少许。

制法： ❶ 将新鲜冬瓜与鲤鱼洗净后，分别切块备用。

❷ 将上述药材与冬瓜一同放入砂锅中，加水煮30分钟。之后加入鲤鱼、姜片煮熟，最后添加少许盐、酒调味，即可食用。

功效： 清热利水，解毒，减肥。

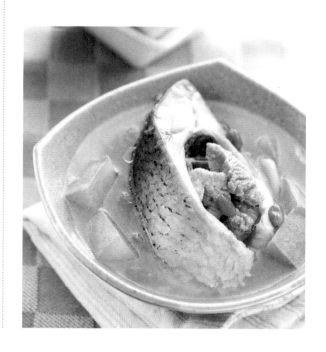

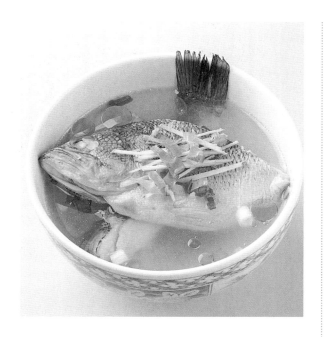

⊛ 鲤鱼姜丝汤

材料： 鲤鱼1尾，车前子6克，玉米须15克，姜丝适量，调味料及盐适量。

制法： 将鲤鱼去鳞及内脏，洗净，切成段备用。将车前子（用布包）、玉米须同鲤鱼一起放入锅中，加适量水，下姜丝，先用大火煮开，再转小火煮熟，加调味料及盐调味即可。

功效： 鲤鱼可利尿消水肿，促进乳汁分泌。车前子、玉米须可利尿消肿，有助于改善产妇下半身水肿，还有通乳的作用。想要瘦腰、美腿的妈妈不妨试试吧！

⊛ 滋阴润肺止痒汤

材料： 沙参9克，麦冬9克，玉竹12克，枸杞9克，鲜山药250克，鸡胸肉1片，生姜两小片，盐少许。

制法： ❶ 将鲜山药洗净切块，鸡胸肉洗净切片备用。

❷ 将上述药材与食材一同放入砂锅中，加水煮熟，用盐调味即可食用。

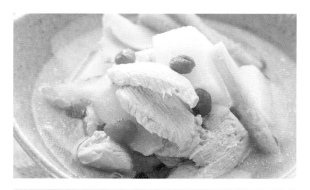

⊛ 玉竹炖玉米排骨汤

材料： 玉竹9克，玉米两个，排骨250克，适量盐。

制法： 将玉米洗净切段，排骨洗净，余烫去血水，捞起备用。将玉米、排骨和玉竹放入炖锅，加水至淹没材料，炖煮约40分钟至排骨熟透，加适量盐调味。

功效： 可滋润皮肤，促进新陈代谢，淡化斑纹。

❀ 南莲饭

材料： 南瓜100克，薏苡仁30克，莲子50克，白米100克，水100毫升。

制法： ❶ 将莲子、薏苡仁用冷水浸泡约4小时至涨发后，沥干水分备用。南瓜去皮，去瓤，切丁备用。

❷ 白米洗净，沥干水分，与莲子、薏苡仁及南瓜丁一同放入电饭煲中。电饭煲加水后，蒸至开关跳起，最后闷10分钟即可食用。

用法： 佐膳用。

禁忌： 便秘、易胀气者及孕妇禁用。

> **功效：** 健脾祛湿，利水，美白。

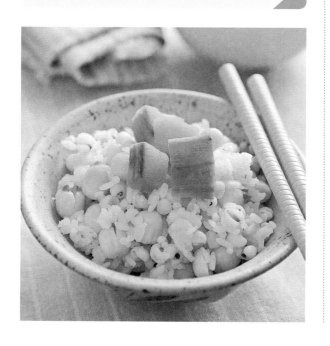

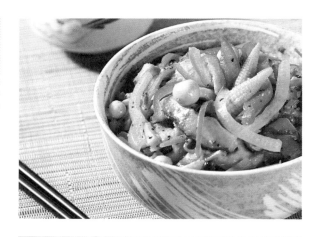

❀ 菌菇盖饭

材料： 五谷米3碗，鲜香菇6朵，胡萝卜1根，马铃薯1个，蟹味菇1盒，杏鲍菇1朵，红椒1/4个，黄椒1/4个，青椒1/2个，姜丝1小撮，黑胡椒粒1汤匙，酱油膏1.5煎铲，蔬果调味料3汤匙，食用油适量。

制法： ❶ 将五谷米煮熟备用。

❷ 将蟹味菇洗净，剥碎。将三色椒、香菇、杏鲍菇洗净，切细丝。将胡萝卜和马铃薯去皮，切丝。

❸ 将一匙油放入锅内烧热，下姜丝爆香，再下胡萝卜和马铃薯丝，拌炒至略呈透明。

❹ 下香菇、蟹味菇和杏鲍菇快炒后，倒入所有调味料炒匀，最后下三色彩椒丝，用中火烧煮至汤汁呈稠状，即可熄火备用。

❺ 将热腾腾的五谷饭铺在海碗中，把刚炒好的菌菇淋在饭上即可。

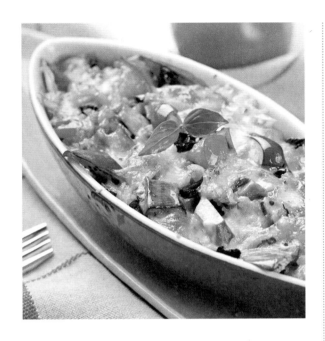

✹ 碎茄子烤饭

材料： 茄子1个，番茄1个，杏鲍菇1/2朵，姜末1小匙，九层塔1把，五谷饭1碗，比萨用芝士条1把，盐1小撮，黑胡椒1小撮，香菇酱油1大匙，蔬果调味料1匙，食用油1匙。

制法： ❶ 将茄子、番茄、杏鲍菇分别洗净切丁，将九层塔洗净切碎。

❷ 锅中入油1匙，下姜末爆香后，与步骤❶中的蔬菜丁拌炒，然后放入所有调味料炒匀。

❸ 下五谷饭拌匀，最后加入九层塔碎末。

❹ 炒好的茄子饭铺在烤盘中，撒上少许黑胡椒粉，铺上芝士条，再放到烤箱里烤至芝士呈金黄色，即可取出享用。

✹ 凉拌青木瓜丝

材料： 青木瓜1/4个，虾米1大匙，圣女果少许，山药50克，炒香的花生1大匙，香菜少许，柠檬汁适量，糖醋酱适量，山楂15克。

制法： ❶ 青木瓜去皮，洗净，切丝，取出沥干水分备用。

❷ 圣女果洗净，切对半。炒香的花生拍碎备用。

❸ 山药加三碗水煮成一碗备用。

❹ 取一个大碗，放入制法❶的青木瓜丝，及制法❸的山药汁、柠檬汁、糖醋酱，捣至青木瓜丝入味。

❺ 再将制法❷的圣女果、花生碎及虾米加入碗中拌匀，盛盘后撒上香菜即可。

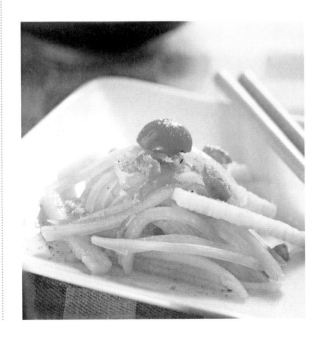

❀ 红烧海参豆腐

材料： 荷叶4.5克，何首乌4.5克，葛根9克，枸杞15克，海参1碗，豆腐1块，小玉米粒1碗，高汤半碗，淀粉适量，食用油、米酒、盐、酱油与醋适量。

制法： ❶ 将除枸杞以外的其余药材加700毫升水，煮1小时，过滤后备用。

❷ 将豆腐微微酥炸，再加入全部材料，煮熟调味后，用淀粉勾芡即可食用。

功效： 补气养血，促进新陈代谢。

❀ 冬瓜蛤蜊汤

材料： 冬瓜500克，茯苓9克，芡实15克，蛤蜊250克，葱1根，姜3片，米酒半汤匙。

制法： ❶ 将冬瓜洗净，切块，放置一旁备用。

❷ 把冬瓜、茯苓及芡实放进锅中煮沸，再改为小火煮1小时。

❸ 加入其余材料再煮20分钟，最后把蛤蜊放入，煮熟加入调味料即可。

功效： 消热泻火，利水退肿，降血脂。

❀ 凉拌黄豆芽

材料： 黄豆芽300克，胡萝卜50克，姜丝20克，银耳10克，黑木耳10克，盐1/2茶匙，白胡椒粉1/4茶匙，白醋1茶匙，细糖1/2茶匙，香油1大匙。

制法： ❶ 将胡萝卜切丝，黄豆芽去根，银耳、黑木耳放入开水中烫约10秒，捞起冲冷水至凉，沥干水分备用。

❷ 将姜丝与所有调味料拌匀，加入黄豆芽、胡萝卜丝、黑木耳、银耳，搅拌均匀至入味即可。

功效： 滋润清热，利尿解毒。

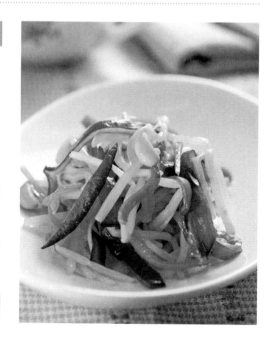

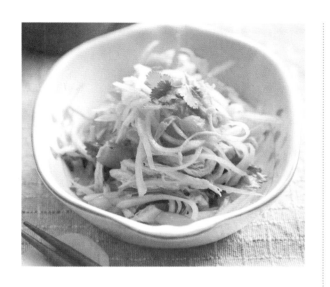

⊛ 青木瓜拌鸡肉

材料： 鸡胸肉50克，青木瓜20克，茄子10克，香菜5克，蒜末3克，盐3克，柠檬汁10克，糖5克，香油5克。

制法： ❶ 将鸡胸肉煮熟后取出放凉，用手撕成丝备用。

❷ 洗净青木瓜，切丝。洗净茄子，切丁。洗净香菜，切成小段备用。

❸ 取一大碗，放入上述制法❶和❷的材料，加入蒜末等调味料一起搅拌均匀，即可摆盘享用。

用法： 佐膳食用，1周1次。

禁忌： 腹泻时勿食。

功效： 消胀和胃。

⊛ 五仁地瓜粥

材料： 芝麻、松子仁、胡桃仁、炒过的桃仁（去皮、尖）、甜杏仁各10克，小米200克，地瓜100克，盐适量。

制法： ❶ 将小米洗净，用清水浸泡6小时备用。

❷ 将地瓜去皮后切丁状，洗净芝麻、松子仁、胡桃仁、桃仁、甜杏仁后，混合碾碎备用。

❸ 将制法❶的材料加水与碎五仁一起用大火煮沸后，转中小火煮至软，再加入制法❷的地瓜丁，煮烂后加盐调味即可。

用法： 建议每日早晚食用，防治由气血亏虚引起的习惯性便秘。

功效： 滋养肝肾，润燥滑肠。

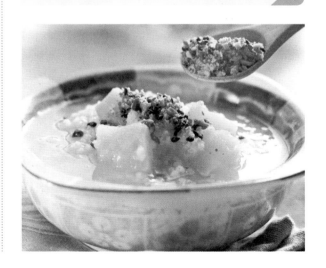

❀ 凉拌莲藕

材料： 莲藕200克，生姜10克，辣椒1个，盐1/4茶匙，糖1茶匙，白醋1茶匙，香油1茶匙。

制法： ❶ 辣椒、生姜切丝备用。

❷ 莲藕洗净，用刀刮除较黑外皮，再切成薄片，用开水烫，捞出后用冷水冲凉，沥干水分。

❸ 将制法❷的莲藕片置于盆中，加入姜丝、辣椒丝、盐、糖、白醋拌匀。

❹ 最后加入少许香油拌匀提香即可。

用法： 建议每日早晚食用，适用于防治由纤维素摄入不足引起的习惯性便秘。

功效： 改善便秘。

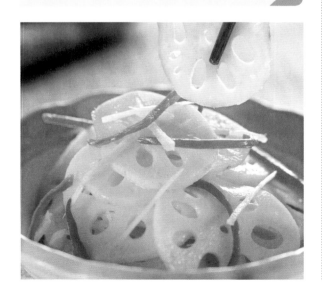

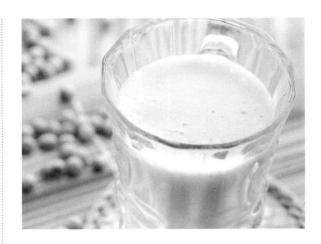

❀ 养生消水豆浆

材料： 党参9克，山药9克，莲子9克，茯苓15克，芡实9克，扁豆9克，黄豆100克，薏苡仁30克，水2500毫升，冰糖适量。

制法： ❶ 将黄豆、薏苡仁与中药材洗净，泡水4~6小时后备用。

❷ 将制法❶中的材料放入果汁机中，加入1000毫升的水搅打成浆。

❸ 取一锅，加入1500毫升的水煮开，慢慢倒入做好的中药豆浆，煮沸后转小火续煮约15分钟至无豆腥味。

❹ 把豆浆倒入纱布袋中，滤掉豆渣即可加入冰糖煮沸。

功效： 能解决便秘问题，促进肠胃蠕动，使小腹不再凸出。

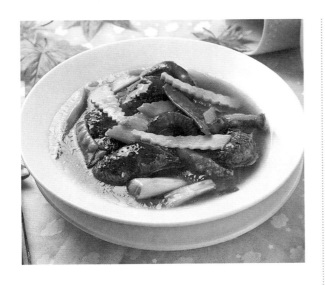

✳ 丹参煨海参

材料： 丹参9克，海参500克，乌醋少许。

制法： 剖开海参腹部，掏去肠泥，洗净，余烫去腥，捞出沥干，切段备用。将丹参熬煮10分钟后去药渣，汤汁内加入海参和适量乌醋，用小火煨煮至海参熟烂。

功效： 能够滋润皮肤，促进新陈代谢，淡化斑纹，有助于产后女性的体质调养。

✳ 荷叶赤小豆瘦肉

材料： 荷叶3克，赤小豆9克，瘦肉100克。

制法： 将瘦肉切片，和荷叶、赤小豆（先泡水半小时）一起放入锅中，倒入适量的水，先用大火煮沸后，再用小火煮半小时。

✳ 润肤南瓜煎蛋

材料： 玉竹粉2克，百合9克，南瓜60克，鸡蛋3个，葱花10克，色拉油、盐适量。

制法： ❶ 将南瓜去瓤洗净，切成小丁，放入滚沸的水中余烫，之后沥干水分备用。

❷ 将鸡蛋打散后，加入葱花、盐、南瓜丁、玉竹粉、百合后，混合拌匀备用。

❸ 将锅烧热，加入两大匙色拉油烧热，倒入蛋液后转至小火，煎至两面呈金黄色即可。

功效： 润肤健脾。

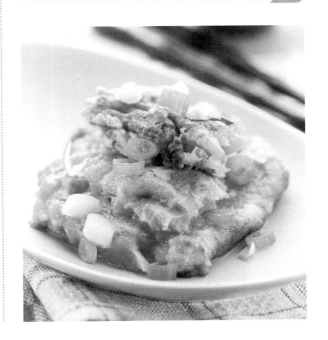

⊛ 凉拌秋葵

材料：桂枝1克，芍药2克，大枣6个，生姜2克，甘草1克，秋葵100克，盐少许，番茄酱、醋、酱油各适量。

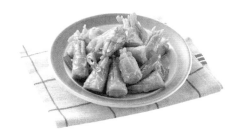

制法：❶ 将秋葵洗净，切除根部，备用。

❷ 将秋葵放入加了盐的沸水中氽烫至翠绿，捞起沥干摆盘。将桂枝、芍药、生姜、甘草打成中药粉。

❸ 把番茄酱、醋、酱油加入中药粉后搅拌均匀备用。

❹ 食用时将秋葵加上拌料❸与大枣即可。

功效：和胃通脉润肤，适合皮肤干痒者服用。

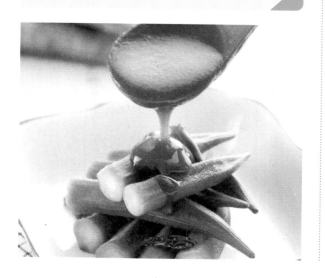

⊛ 三杯素小卷

材料：面肠4条，红辣椒1个，姜4片，色拉油两杯，酱油3大匙，糖两大匙，清水半杯。

制法：❶ 将面肠剪成两段，各在尖头处用小刀剪成6等分的须状。洗净红辣椒，去蒂，切斜片。

❷ 起油锅，烧至170℃，入面肠炸至微黄，捞起，沥干油分。

❸ 锅内留两大匙油，放入辣椒、姜片用中火炒香，放入炸好的面肠及酱油，加水、糖，用中火烧至汤汁略干即可。

⊛ 南瓜芝麻糊

材料：南瓜泥50克，枸杞40克，桂圆25克，黑芝麻粉50克，糖少许。

制法：将黑芝麻粉倒入适量水中，用大火煮沸后，放入其他材料，改用小火煮成糊状。

禁忌：肠胃不适、腹胀时减量，腹泻时停服，发热时忌服。

功效：补血益智。

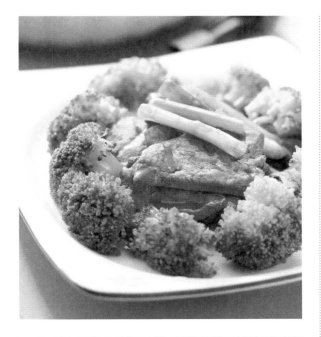

⊛ 糖醋猪肝

材料： 猪肝100克，西蓝花100克，葱、姜、蒜末适量，番茄酱两茶匙，糖1/2茶匙，黑醋1/2茶匙，水1大匙，麻油1茶匙。

制法： ❶ 将葱、姜、蒜切末。猪肝切片，余烫至熟，再放入冰水中洗净备用。

❷ 将西蓝花余烫后盛于盘中。

❸ 用麻油将葱末、姜末、蒜末爆香，倒入调味料，再加入猪肝拌炒后即可盛盘。

营养指南： 猪肝含有丰富的维生素A、维生素E、维生素B_{12}、铁及锌等营养素，营养价值比较高。

⊛ 西红柿旗鱼面线

材料： 旗鱼100克，面线1小把，西红柿两个，大蒜两头，洋葱20克，高汤适量，盐适量，胡椒适量。

制法： ❶ 在西红柿上用刀轻划十字，入滚水中烫软，捞起后将皮撕下，将西红柿切成小丁。

❷ 将旗鱼切成小丁，大蒜、洋葱切细末，备用。

❸ 起油锅，将大蒜末、洋葱末炒香，加入旗鱼丁、西红柿丁，倒入高汤，煮成酱料。

❹ 将油倒入锅中烧热，放入面线，炸至金黄色，捞起盛盘，再淋上步骤❸的酱料即可。

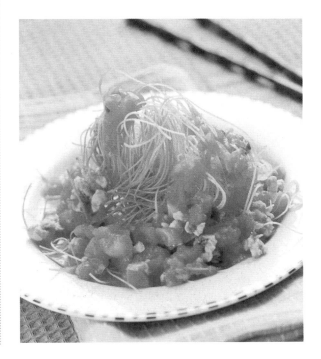

⊛ 烤鸡翅

材料： 鸡翅4只，白酒3大匙，酱油3大匙，糖1大匙，辣椒粉1大匙，盐1小匙，胡椒粉1/2小匙。

制法： ❶ 将鸡翅从关节处剁成两节，入滚水中余烫片刻，取出沥干。

❷ 将调味料放入小碗中拌匀，将鸡翅腌渍20分钟入味。

❸ 在盘上铺铝箔纸，摆入鸡翅，放入已预热的烤箱，用180℃烤20分钟，至表面金黄即可。

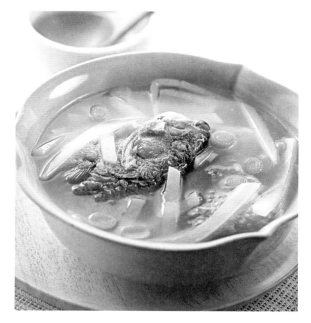

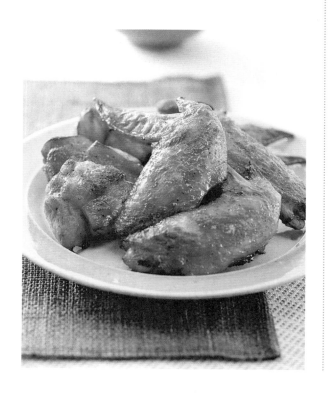

⊛ 银萝鲜鱼汤

材料： 白萝卜1/2根，鲈鱼1条，蒜苗1小把，花椒1大匙，白胡椒粒1大匙，盐1小匙，色拉油两大匙。

制法： ❶ 将白萝卜去皮洗净，刨成粗丝。将花椒、白胡椒粒用小纱布包裹。

❷ 将鲈鱼去鳞、鳃及内脏，洗净，擦干水，切成两段。

❸ 起油锅，放入鲈鱼，用中小火煎黄。

❹ 另起锅，加入800毫升水烧开，放入鲈鱼、白萝卜丝及包好的中药包，用中火炖20分钟，加入盐调味，撒上蒜苗即可。

⊛ 香椿紫米糕

材料： 黑糯米1碗，白长糯米1/2碗，白圆糯米1/5杯，香椿酱1大匙，沙茶酱1大匙，素蚝油适量，甜辣酱1/2小碗，花生粉1/2小碗，香菜末1/2小碗。

制法： ❶ 将长糯米、圆糯米洗净，泡50分钟，沥干备用。

❷ 将黑糯米洗净，入锅中，放入泡好的长糯米、圆糯米，倒入适量水，蒸至熟后再闷15分钟取出。

❸ 下香椿酱、沙茶酱和素蚝油，充分拌至入味。

❹ 将拌好的紫米压入器皿中成型，菜刀上抹少许油，将紫米糕切成3厘米见方的块状，倒扣在盘子上。

❺ 取一块紫米糕，六面全部蘸上甜辣酱，再蘸花生粉，上面再放上一点香菜装饰。

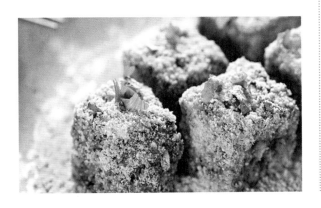

新妈咪进补药膳

⊛ 胡桃羊肉汤

材料： 羊肉500克，胡桃肉15克，破故纸9克，杜仲15克，生姜、大蒜各适量。

制法： 将羊肉切块洗净，先用滚水烫一遍。然后把生姜和大蒜用热锅炒一炒，不能炒焦。接着将羊肉、胡桃肉、破故纸、杜仲放在锅里，加水煮熟，随个人喜好调味。

功效： 能够抵御风寒，治疗腰脚酸痛。此药膳比较适合虚寒性体质。由于羊肉属于热性食材，燥热体质者不宜食用，以免加重燥热症状，如口腔溃疡、便秘、火气大等。

⊛ 首乌润肤粥

材料： 何首乌9克，生地6克，刺蒺藜6克，地肤子6克，白果6颗，红枣5~7颗，米1杯，蜂蜜1匙。

制法： ❶ 将中药材洗净，放入砂锅中，加水1500毫升，熬煮30分钟，去渣留汤备用。

❷ 将米洗净泡软，红枣去核，白果洗净，备用。

❸ 将米、红枣、白果等一同放入药汤中，煮成熟透粥状，再加蜂蜜调味即可。

⊗ 当归生姜羊肉汤

材料： 羊肉500克，生姜15克，当归6克。

制法： ❶ 将羊肉切块洗净，用滚水烫一遍，生姜切丝。

❷ 将羊肉、生姜、当归放在锅里加水煮熟，随个人喜好调味。

功效： 御风寒，暖身体，也可治疗产后腹中绞痛及寒疝腹痛、虚劳不足。此药膳特别适合虚寒体质者食用。

⊗ 四物鸡汤

材料： 当归5克，熟地黄5克，白芍5克，川芎3克，小鸡腿1只（约150克），酒1茶匙。

制法： ❶ 将小鸡腿洗净，用沸水汆烫。

❷ 将四种中药、小鸡腿、酒加适量水置入电饭煲中。待电饭煲的开关跳起，即可食用。

功效： 产后或月经量多的女性月经结束后若出现血虚贫血，可服用此药膳调补身体。

⊗ 红豆紫米甜汤

材料： 红枣6个，黑枣6个，红豆20克，紫糯米20克，冰糖一茶匙。

制法： 将红豆洗净，浸泡。洗净红枣、黑枣，剥开备用。将所有食材加适量水入电饭煲中炖烂即成。

功效： 本药膳具有补气养血的功效，适合肠胃虚弱、易腹泻的贫血女性食用。

⊗ 鲈鱼汤

材料： 鲈鱼1条，生姜3~4片，当归3片，红枣5颗。

制法： 将鲈鱼的内脏清除干净，待水沸后，放入所有材料一同炖煮即可。

用法： 产后即可食用。

功效： 活血化瘀，补充蛋白质，增强体力。

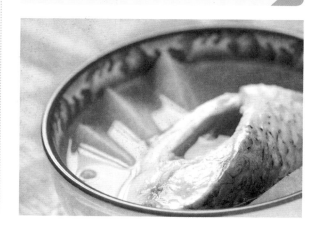

❀ 甘麦安神茶

材料： 炙甘草3克，浮小麦10克，红枣12克，合欢皮10克，水1000毫升。

制法： 将材料放入锅中，加1000毫升的水煎煮，待水滚后转小火煮30分钟，去渣取汁当茶饮，早、中、晚温服。

功效： 疏肝解郁，宁心安神，可改善睡眠，适合工作压力大与情绪起伏大者。

❀ 黑芝麻粥

材料： 黑芝麻25克，大米50克。

制法： 黑芝麻炒熟备用，大米洗净后与黑芝麻入锅同煮，大火煮沸后，改用小火煮成粥。

功效： 补益肝肾，滋养五脏。此药膳较温和，一般体质虚弱者，甚至寒性或燥热体质者，皆可食用。

❀ 四物杜仲腰子汤

材料： 当归、川芎、白芍、熟地、杜仲各9克，腰子适量，姜适量。

制法： 将药材熬煮至剩两碗的药汁量，将腰子、姜拌炒后，加入药汁里即可食用。

用法： 产后第二周开始服用，体质燥热者可将熟地换成生地。

功效： 补血。

❀ 十全大补鸡汤

材料： 党参9克，白术6克，川芎6克，炙甘草3克，茯苓6克，当归6克，熟地6克，炒白芍6克，黄芪15克，干姜1.5克，肉桂6克，枸杞6克，陈皮6克，炒杜仲9克，续断9克，牛膝6克，补骨脂9克，肉苁蓉9克，乌骨鸡1只。

制法： 将药材与乌骨鸡一起放入电饭煲中，加适量水，炖好后再闷1小时，最后加少许调味料即可。

用法： 产后第三周开始服用。

功效： 大补气血，且口感易被接受。

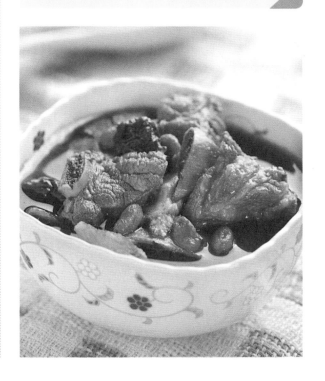

⊛ 加味生化汤

材料： 当归9克，川芎3克，黄芪9克，党参9克，续断9克，炒杜仲9克，枸杞9克，红枣9克，炙甘草3克，排骨或乌骨鸡500克，调味料。

制法： 将药材与排骨或乌骨鸡一起放入电饭煲中，内加4~5碗水，炖好后再闷1小时，最后加入少许调味料即可。

用法： 使用子宫收缩剂期间不宜服用此汤，于产后1~2周服用，若产后第二周持续有鲜红色恶露且量多，则不宜再用。

⊛ 麻油鸡

材料： 麻油两匙，鸡肉300克，米酒200毫升，姜50克。

制法： 用麻油炒老姜至呈浅褐色，接着把煮好的鸡肉、米酒等一起放入烹调。

用法： 产后第二周且伤口愈合顺利时服用。

功效： 麻油有助于子宫收缩，调节体内脂质。鸡肉含有丰富的蛋白质，可促进组织再生，其中乌骨鸡的营养价值很高。姜能开胃，化痰，消食，温中止呕，用姜调味可促进食欲，但要小心因温燥而产生口干、口苦、烦躁、便秘等症状。米酒可促进血液循环，但性燥热，用量不宜过大。

新妈咪去油消脂茶

⊛ 山楂普洱消脂茶

材料： 山楂6克，泽泻6克，普洱茶1撮。

制法： 将山楂、泽泻、普洱茶泡水饮。

适用对象： 体胖者。

功效： 此道茶具有消除油脂、健脾利水、去除食积胀满的作用。山楂含有果酸、酒石酸、柠檬酸，可促进脂肪分解。普洱茶可去油腻，解毒，具有消食减肥，促进脂肪分解与新陈代谢等功效。泽泻含脂肪分解酶，能促进脂肪分解。

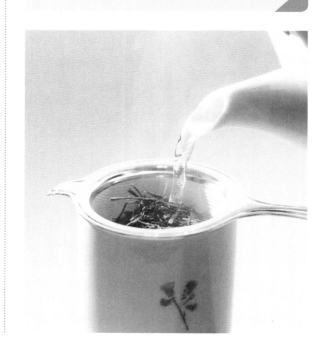

⊛ 薏仁车前利水茶

材料： 薏苡仁9克，车前子9克，玉米须9克。

制法： 将材料泡茶饮。

适用对象： 水肿体质者。

> **功效：** 薏苡仁含有钙、钾、铁、维生素B$_1$，可代谢体内多余水分，起到消肿作用。车前子能利水明目，有助于代谢体内过多的水分，改善下半身水肿。玉米须同样可利水，能够改善下半身水肿。

⊛ 牛蒡肉桂补肾茶

材料： 牛蒡10克，肉桂3克，纳豆15克。

制法： 将材料泡茶饮。

营养小典：《本草纲目》记载牛蒡可通十二经脉，除五脏恶气，久服轻身而不老。牛蒡有助减肥，可抗衰老，还含有纤维素、矿物质与维生素，可清除体内垃圾，促进循环代谢；还含有精氨酸，可调节内分泌。肉桂可促进新陈代谢，促进脂肪燃烧。纳豆含有纳豆辅酶，能清除血液中的杂质，去血栓，有燃脂和抑制脂肪储存的作用。

适用对象： 肾虚者，尿频、腰酸、怕冷者。

⊛ 玫瑰荷叶调经茶

材料： 陈皮6克，荷叶6克，玫瑰花6克。

制法： 将材料泡茶饮。

营养小典： 陈皮能健脾，理气，化湿，可改善痰湿体质。

荷叶能消暑利湿，缓解压力及郁闷情绪，可活血、利水、消脂，和脾胃，解油腻，解热消暑。

玫瑰花有助改善内分泌，调气血，舒肝解郁，舒缓紧张情绪。

适用对象： 产后内分泌失调者，或已停止泌乳、喂奶，月经却仍不来者。

⊛ 代谢茶

材料： 老姜泥1汤匙，蜜枣10颗，干燥玫瑰花1汤匙，红茶包两包。

制法： ❶ 将2500毫升水煮开。

❷ 水滚后将10颗蜜枣放入，煮至膨胀。

❸ 放入干燥玫瑰花，熬煮两分钟后熄火。

❹ 再放入红茶包。

❺ 要喝时将姜泥倒进去，有姜味和玫瑰芬芳的代谢茶就完成了。

用法： 餐前喝1大杯（约500毫升），有助于排便和消化。

❀ 瘦身茶

材料： 黄芪9克，茯苓12克，洛神花5朵，清水1000毫升，糖适量。

制法： 将药材洗净后放入茶壶中，水煮开后冲入茶壶续煮5分钟即可，加入适量糖。放凉后饮用。

注意事项： 月经期间宜减量。

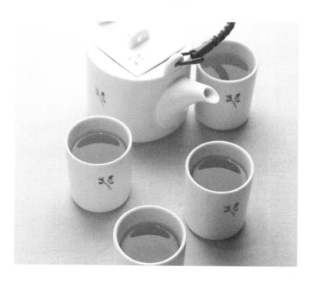

❀ 决明厚朴通便茶

材料： 决明子9克，枳实6克，厚朴6克。

制法： 将材料泡茶饮。

营养小典： 决明子含大黄酚，可降脂通便。厚朴能促进肠胃蠕动，可治疗排便不畅引起的胀气，帮助排泄废物。

适用对象： 排便不畅、容易便秘者。

❀ 清秀茶

材料： 粉紫色玫瑰5朵，桑叶3克，新鲜薄荷叶两片，清水500毫升。

制法： 将药材快速洗净后，用沸水将茶杯烫过，将药材放入杯中，冲入沸水，闷5分钟至出味即可。

注意事项： 肠胃虚寒者、腹泻及腹胀者宜减量。

❀ 三花茶

材料： 玫瑰花、茉莉花、荷叶各5克。

制法： 将所有材料放入茶杯中，加沸水1500毫升冲泡，闷10分钟，或稍煮5～10分钟，即可代茶饮用。

禁忌： 孕妇忌用。

❀ 活力饮

材料： 绿茶5克，何首乌、丹参各9克，水2000毫升。

制法： 将药材洗净后放入茶壶中，水煮开后冲入茶壶中续煮5分钟至出味，稍放温至约80℃时，再放入绿茶，即可饮用。

用法： 腹泻者禁用。

第四部分
新妈咪疾病防治

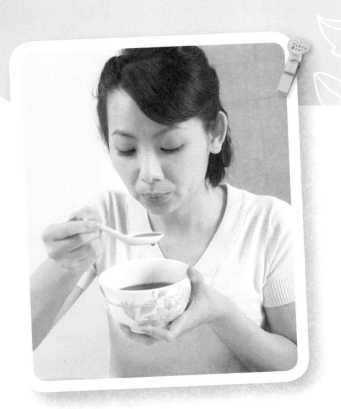

产后妈咪护理指南

产后应做妇科检查

准妈咪在怀孕期间，身体经历了很大的变化，分娩后会逐渐恢复到怀孕前的状态。正常情况下，产后6周，除乳房外，新妈咪的其他身体器官基本恢复至未孕状态。

为了了解新妈咪产后身体的恢复情况，应在产后6~8周到医院进行一次全面体检，目的是检查新妈咪全身和生殖系统有无异常情况，同时接受健康教育和避孕指导。

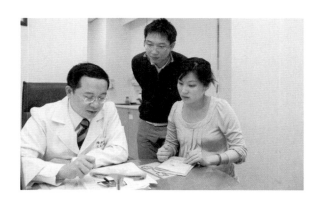

第一次产后复诊项目

✳ 切口

剖宫产切口大约在产后一周基本愈合。如果伤口愈合良好的话，可以快速擦洗清洁身体，除了腹部用力时会有抽痛感外，应不会再出现疼痛。顺产的会阴切口愈合时间更短，一般在产后一周左右就已经愈合得相当好，且不会有疼痛的感觉。

若剖宫产切口有异常分泌物，或会阴侧切的切口仍会疼痛，就要注意是否有切口发炎的情况。

✳ 子宫收缩

大部分新妈咪在生产一周后，子宫底都已经降到肚脐下方2~3指处，而且恶露呈暗黑色，大约相当于月经要结束时的量。如果有异常情形，就应特别注意。

若是恶露量持续偏多，恶露的颜色突然转为鲜红，或者味道变得臭臭的，就应请医生检查是否有胎盘组织残留，或者有子宫内膜感染的现象，以便进一步处理。

✳ 乳房

一些新妈咪搞不清楚自己乳房疼痛是因为发炎还是因为胀奶，等到高烧不退才发现是乳腺发炎。如果感觉乳房疼痛，一定要及早告知医生，以便及时处理。

如果在产后10天内有发热或乳房胀痛的现象，必须告知医生，以便检查乳房。产后常见的发热（或称为产褥热）多是由乳腺炎引起。

⊛ 大小便失禁

妈咪在产后常会出现尿失禁或大便失禁等问题。一般而言，这些问题都会随着时间的推移而逐渐好转。产后运动可加速肌肉组织的复原，能促使骨盆肌肉组织尽早恢复正常，也有助于性生活的恢复。

在复诊时，如果有尿失禁或大便失禁的问题，最好跟医生说明，让医生详细检查。假如没有其他器官损伤，那就要多做产后运动了。

⊛ 恶露

在产后1～2周，正常恶露颜色会从红色变成黄色，再变成白色。

坐月子的新妈咪除了进补外，还应多做子宫按摩，并且在子宫出血不正常时（如恶露的量异常增多或颜色变鲜红）赶快就医检查治疗，以免发生晚期产后大出血。

第二次产后复诊项目

在第二次产后复查时，除了再次检查伤口愈合和子宫收缩的情况外，新妈咪还应注意以下事项：

⊛ 避孕

像如何避孕、何时开始避孕这样的问题，都应该与医生讨论。

⊛ 月经

停止哺喂母乳，一般在生产后1.5～2个月，月经会再度来潮。继续哺喂母乳的新妈咪则会延迟到3个月以后，甚至少数人会延迟到半年左右才会来月经。若有这方面的疑虑，可询问医生并进行相关检查。

⊛ 注射疫苗

在产检时，一般会抽血检查孕妇是否有风疹及乙型肝炎的抗体或抗原。如果产后妈咪缺乏对这些疾病的抵抗力，就应注射疫苗，以免下次怀孕时感染。

⊛ 子宫颈抹片筛检

坐完月子是进行子宫颈抹片筛检的好时机。

· 小贴士 ·

第二次产后复查时，乳房检查的重点在于是否有乳腺炎或乳房肿块。

产后复诊注意事项

❂ 体温超过38.5℃应立即复诊

产后发热的原因很多，若体温超过38.5℃，应立即复诊。此外，胀奶也会引起发热，若没有超过38.5℃，且一天之内恢复正常，就没有关系。

❂ 有高血压的产后妈咪不能喝生化汤

生化汤会促进血管收缩，因此有高血压的产后妈妈不宜服用，以免血压更高。此外，睡不好也会让血压升高，因此保证充足的睡眠才能避免产后血压升高。

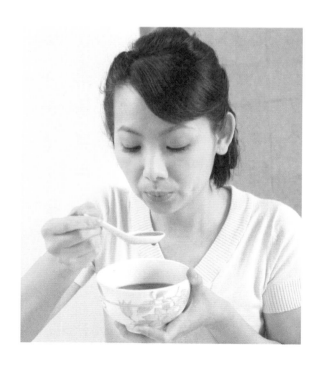

❂ 注意血压是否恢复正常

妊娠期高血压疾病一般在产后会很快痊愈，但若血压仍降不下来，可能说明患了高血压，必须吃降血压药，同时配合充足的睡眠和适当的运动来控制血压。

❂ 要注意恶露量

若恶露量比平常月经量还多，或恶露量突然增多，且不见改善，就要立即复诊。

❂ 注意血糖是否恢复正常

妊娠期糖尿病患者会在产后很快恢复正常，但仍要控制饮食，因为她们在将来有25％～50％的概率患糖尿病。此外，还要继续监控血糖，若还是偏高，就可能是患了糖尿病。

❂ 按摩子宫、卧床休息可改善出血状况

生产后，子宫开始收缩，逐渐恢复到怀孕前的状况。如果产后子宫出血量没有减少，甚至越来越多，应多按摩子宫，以促进子宫收缩，减少出血量，同时应多卧床休息，子宫出血的症状通常就会减轻，若无效就必须立刻就医。

❂ 区别正常及不正常的产后痛

●产后痛：产后疼痛是由子宫收缩引起的。第一胎顺产的新妈咪很少有这种感觉，剖宫产以

及第二胎顺产的新妈咪，产后痛的感觉会比较明显，而剖宫产者比顺产者症状更明显。一般而言，产后头三天会比较痛。

●**下腹疼痛：**下腹疼痛的特点是疼痛持续存在，触诊时会有压痛的情形，大多是由子宫感染造成，若伴有寒战或发热，分泌物有恶臭味，要立即就医。一般而言，剖宫产后发生感染的概率比顺产高。

◉ 想做产后运动应先评估自身身体状况

产后妈咪由于照顾新生儿而无法保证正常作息，体质会比原来差，若为了恢复身材而勉强进行产后运动，反而可能会对身体造成伤害。因此，想进行产后运动的妈妈，请先评估一下自己的身体状况再行动。

◉ 坐月子期间若生病，一定要看诊吃药

产后妈咪千万不要讳疾忌医，若担心服药后药物成分通过乳汁进入宝宝体内，影响宝宝健康，就应选择对宝宝安全的药物，避免服用对宝宝有影响的药物，还应将吃药时间调整到喂完母乳后，这样到下次再喂母乳时，药物已经基本代谢掉了，不必担心影响宝宝健康。

◉ 谨防产后抑郁

生产后的妈妈身心俱疲，再加上伤口的疼痛，很容易出现产后抑郁。大部分妈妈会在产后3~4天出现产后抑郁，多数在10天后慢慢好转。若持续时间过长，或伴有饮食、睡眠、行为等异常，则可能患上严重的抑郁症。家人一定要陪同新妈妈就诊，寻求精神科医生的帮助。如果遇到心态调适问题，夫妻最好一起就诊，才能较好地解决问题。

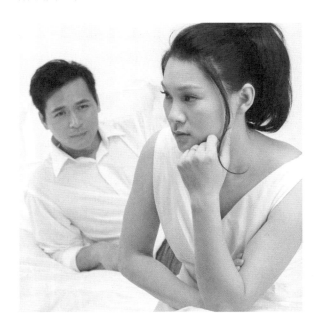

·小贴士·

家属应了解新妈咪在产褥期感情脆弱，易受伤害的特点，给予新妈咪足够的理解、关心和照顾。当新妈咪哭泣或发脾气时，家属要多安慰，让新妈咪顺利度过这一时期。

新妈咪应慎用西药

新妈咪在产后生病用药应慎重。很多药物可通过血液循环进入乳汁，或使泌乳量减少，或使宝宝中毒，可能损害宝宝健康，如损害新生儿的肝肾功能、抑制骨髓功能、抑制呼吸、引起皮疹等。

⊛ 对乳儿影响较大的药物

❶ 乳母服用氯霉素后，容易导致宝宝腹泻、呕吐、呼吸功能不良、循环衰竭等症状，还会影响宝宝的造血功能。

❷ 四环素可使乳儿牙齿发黄。

❸ 链霉素、卡那霉素可引起乳儿听力障碍。

❹ 乳母服用磺胺药物可产生新生儿黄疸。

❺ 乳母长时间使用巴比妥，可引起乳儿高铁血红蛋白症。

❻ 氯丙嗪能引起乳儿黄疸。

❼ 乳母使用甲硝唑，可使乳儿出血、厌食、呕吐。

❽ 麦角生物碱会使乳儿恶心、呕吐、腹泻、虚弱。

❾ 利血平使乳儿鼻塞、昏睡。

❿ 避孕药使女婴阴道上皮细胞增生。

⊛ 对新生儿影响较大的药物

❶ 抗生素：氯霉素、四环素、卡那霉素等。

❷ 镇静、催眠药：氯丙嗪等。

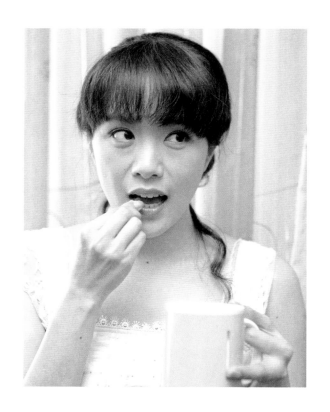

❸ 镇痛药：吗啡、可待因、美沙酮等。

❹ 抗甲状腺药：如碘剂、甲巯咪唑等。

❺ 抗肿瘤药：如5-氟尿嘧啶等。

· 爱心小贴士 ·

乳母在服用任何药物之前，应了解药物是否对孩子有影响，最好征求医生的意见。如果确实需要服用对孩子有影响的药物，可暂停哺乳或断奶。

新妈咪不宜滥用中药

新妈咪产后服用某些中药，可以达到补正祛瘀的作用。一般产后常使用的中药包括当归、川芎、桃仁、红花、炙甘草、连翘、败酱草、枳壳、厚朴、生地、玄参、麦冬等，可以滋阴养血，活血化瘀，清热解毒，理气通下，可改善微循环，增强体质，促进子宫收缩，促进肠胃功能恢复及预防产褥感染。但是，如果新妈咪一切正常，最好不要服中药，必须吃药时，应在医生指导下进行。

产后用药的一个关键问题是注意不要影响乳汁的分泌，以免影响哺乳，对宝宝健康不利。产后一定要忌用中药大黄，大黄不仅会引起盆腔充血，使阴道出血量增多，还会进入乳汁，使乳汁变黄。炒麦芽、逍遥散、薄荷油有回奶作用，所以乳母忌用。

什么是阴道镜

阴道镜是一种光学式或电子式放大镜，它能放大子宫颈上皮细胞，通常可放大8～10倍，甚至是40倍以上。利用阴道镜，可在放大的情况下观察子宫颈上皮细胞的细微变化，以达到检查的目的。

通过阴道镜可检查出子宫颈、阴道与外阴部的微小病灶，诸如宫颈上皮内瘤变、宫颈癌、外阴道癌等，这些疾病在阴道镜下表现各不相同。所以说，阴道镜是外阴、阴道及宫颈病变的辅助性诊断工具，当然必须搭配宫颈细胞学检查和宫颈人乳头瘤病毒检查等，必要时需行宫颈活检。

光学式与电子式阴道镜各有其特点，在使用上没有太大的差异，主要依照医生的个人习惯而定。

解密阴道镜检查

✺ 检查流程

受检者上内诊台后，医生先用窥阴器撑开阴道，接着在子宫颈上涂抹醋酸，用阴道镜观察上皮细胞有无变白。一般来说，染色后的上皮细胞如果特别白，表示那部分活性高，通常就是不正常的增生细胞，医生会对白色区域做活组织检查。

此外，当不正常的细胞增多时，会有不正常的新生血管为其供应养分，因此也会看到许多小的红色出血点。若在阴道镜下不仅看到白色区域，还发现很多出血点，通常表明是中度非典型增生。如果这些细胞进一步一圈一圈地聚集在一起，像马赛克砖一样，一般就属于重度非典型增生或原位癌，必须做宫颈活组织检查，来进一步诊断。检查结果若发现异常，就要做子宫颈的环状切除；如果发现血管增生，则必须先做宫颈活

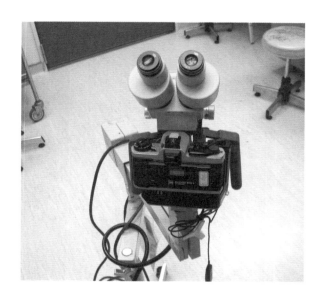

组织检查，再依结果判断是否需要做子宫颈锥状切除。

检查时间

阴道镜检查为门诊检查，不用麻醉，需5~15分钟。

注意事项

做阴道镜检查时，通常会附带行宫颈组织活检，因此做完可能会有出血现象。正常情况下，出血经1~2天就会停止，倘若2~3天后，仍持续出血，甚至出血量越来越多或有血块，如同月经一般，就要复诊检查，以确认切口是否还在出血。

另外，建议询问医生有无在阴道内放置纱布帮助止血，若有的话可在检查后数小时自行取出，或去门诊请医生取出。有些女性可能忘记取出纱布，导致感染。

此外，检查后不要走太多路，同时暂停性行为，也不建议吃太多会造成血管扩张的食物，如人参鸡、含酒精的食品等。通常一周后可去门诊复诊。

需要做进一步的检查吗

有些年龄比较大的女性，子宫颈开始萎缩，用阴道镜可能看不清楚，但是抹片病理报告提示有病变，就需要再做大切片（子宫颈锥状切除），以便进一步检查。此外，若小切片的病理报告与抹片的结果差距过大，也需要进一步做大切片，以确定诊断。在做大切片之后，若确诊为原位癌，且已扩散到子宫颈内管，则建议切除子宫，以免因刮不干净而使癌细胞扩散。

> **· 爱心小贴士 ·**
>
> 阴道镜检查并非常规查体项目，若查体时宫颈液基细胞学检查和宫颈人乳头瘤病毒检查均为阴性，无须进行阴道镜检查。若二者有异常，医师会借助阴道镜检查进行确诊。

什么是腹腔镜

腹腔镜是内视镜的一种，因其适用位置为腹腔而得名。对妇科来说，腹腔镜可用于检查与治疗骨盆腔的疾病，如子宫内膜异位、子宫肌瘤、卵巢囊肿、输卵管肿瘤、宫外孕、子宫畸形、多囊卵巢综合征、不孕症等。

很多妇科疾病都可运用腹腔镜进行治疗，如卵巢巧克力囊肿切除术、输卵管吻合术、子宫肌瘤手术、宫外孕手术、尿失禁手术、腹腔镜辅助子宫全切除术、子宫次全切除术（保留子宫颈）等。检查与治疗的区别在于器械的管径不同，若是为了检查，使用的器械管径一般比较细，为0.3～0.7厘米；如果是为了治疗，管径约为1厘米。

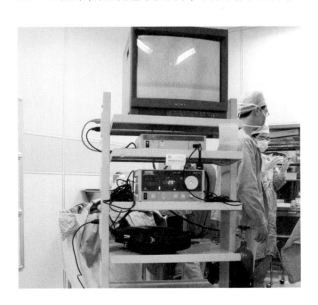

解密腹腔镜手术

◉ 手术前

腹腔镜手术前会做麻醉评估，进行抽血、X光、心电图等检查，有些医院会给病人清肠道，这些术前检查和准备大约需要半天的时间。术前卸掉脸上及手上的妆或指甲油，也需摘除首饰，麻醉时才不会有着火或导电等意外发生。此外，若正在服药或有内科疾病、心肺功能的问题，都要在术前告诉医生，让医生进行调整。

◉ 手术中

手术时，医生会用器械在患者腹部上打2～4个洞，再将二氧化碳充入腹腔中，之后放入内视镜，再用器械（剪刀、钳子、电刀）进行手术。手术需1～2个小时，较复杂的手术会花更长时间。

◉ 手术后

术后先空腹8个小时，在这段时间内不建议喝水，8个小时后再吃些容易消化的食物（先不要吃产气食物，如豆类、奶制品等）。另外，术后宜采取擦澡方式，不宜淋浴，以保持伤口干燥清洁，避免进行激烈的运动。若感觉不适，可使用束腹带，待一周后复诊检查伤口。

✿ **住院时间**

单纯腹腔镜检查不需要住院，若进行腹腔镜手术，则需住院3~4天。

你适合做腹腔镜手术吗

腹腔镜手术的伤口小，复原快，术后无明显切口，较美观，且住院时间短，但一些癌症手术仍以开腹手术为主，原因在于较深、较大的肿瘤通过腹腔镜手术不易摘除干净。此外，以下一些特殊情况也不宜进行腹腔镜手术：

❶ 骨盆腔严重粘连者（如过去曾有骨盆腔发炎或化脓）。

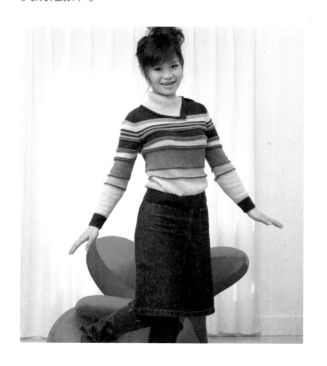

❷ 进行过多次开腹手术者也不适合做腹腔镜手术，因为此类患者容易出现严重的肠粘连。

❸ 对麻醉药过敏者。

❹ 妇科癌症病人是否适合进行腹腔镜手术，医界仍有争论。有些人认为，腹腔镜可运用于早期子宫内膜癌（现在仍处于尝试的阶段），但若是晚期子宫内膜癌，则担心会发生扩散，完全不适合进行腹腔镜手术。

❺ 免疫力差或有心血管疾病、血栓病史者。

顺产护理要点

顺产的产道伤通常会在产后的3~5天愈合，愈合速度比剖宫产快。伤口的大小及疼痛的程度与多个因素有关，如胎儿的重量、母亲骨盆腔的宽窄及生产的速度等。

建议顺产24小时后用温水冲洗会阴，水温保持在41~43℃，一天3~4次。在伤口尚未复原期间，使用温水冲洗较为温和，还可避免细菌随着水进入子宫内部而引起感染。

剖宫产护理要点

剖宫产手术多采取半身麻醉，在术后下肢会有麻木感，但会慢慢恢复知觉。待麻醉药效果消退后，伤口会有疼痛感，子宫收缩时也会有不适感。喂奶时，可将宝宝放在垫有枕头的大腿上，或改用侧卧方式，以免因宝宝压迫妈咪的剖宫产切口而导致疼痛。

产后3～5天可做子宫环形按摩，这样可以促进子宫的复原及恶露的排出，也可预防因子宫收缩不良引起的产后大出血。剖宫产后的妈咪若已能自行走动（术后的2～3天），便可使用防水贴布遮盖伤口，用淋浴的方式洗澡，浴后要尽快恢复伤口的干燥清洁。若有任何感染的症状，就要立即就医。

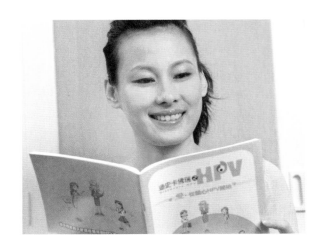

· 子宫环形按摩法 ·

先找到子宫的位置（位于肚脐下方，腹部中央）。当子宫变软时，用手掌环形按摩，感觉子宫发硬，才表明子宫收缩良好。

剖宫产后如何辨别伤口感染

产后伤口在未感染的情况下，一般会很快复原，但若出现感染症状，则易出现疼痛和不适感。产后回家休养的妈咪们要注意避免伤口感染，一旦发现感染症状，应立即复诊治疗，以免病情加重。

初期，可通过观察来辨别有无感染，如恶露颜色是否正常，分泌物的味道有无异常，伤口有无渗液，恶露有无异味，以及是否伴有不明血块

和组织碎片等，这些都是感染的判断方法。严重者，伤口部位还会出现红、肿、热、痛等症状，并伴随体温升高。

建议产后妈咪在每次如厕后，可使用卫生纸轻拍（由前往后）的方式，将余尿吸干。平日可用市售的冲洗壶来清洗会阴，或调制稀释的白醋保持阴道偏酸的环境。要注意适当保养，切勿过度清洁。

在穿着上，产后妈咪应选择透气宽松的衣物，不要穿着过紧的裤子，最好不要穿着产后塑身裤，因为会妨碍伤口的复原。

· 爱心小贴士 ·

会阴瘙痒严重时，要到医院进行检查，根据病情严重程度再进行治疗。新妈咪不要胡乱用药，应在医生的指导下服药。

产后妈咪腹痛怎么办

剖宫产后妈咪会因为子宫收缩而感到伤口疼痛不适。产后腹痛是由于子宫间歇性收缩引起的，通常会持续2~3天，手术后可以给予止痛药物，或使用自控式止痛泵减轻伤口疼痛，还可使用束腹带固定，以减轻牵扯疼痛。

喂奶时可多采取侧躺姿势或坐姿，以减轻腹部伤口受压迫而造成的疼痛。

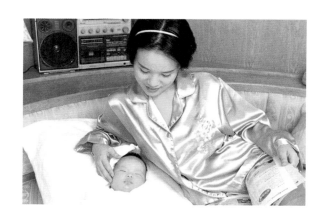

产后乳房胀痛怎么办

产后乳房胀痛，可能会有硬块。此时要用力按摩，才能让乳腺畅通。很多妈咪因为怕痛而不敢用力，所以在住院期间需要护理人员协助按摩，使乳腺畅通。

若胀奶严重且有硬块产生，应进行按摩，使硬块变得柔软，同时将奶水挤出。千万不要在未将奶水挤出时热敷，因为若未及时将奶水挤出，反而会使胀奶情况更严重，导致恶性循环。

妈咪乳头破损怎么办

哺乳妈咪常抱怨宝宝吸奶太用力，导致乳头破损疼痛。其实不是因为宝宝力气大，而是因为错误的喂奶姿势。喂奶时，一定要让宝宝的嘴含住乳头和乳晕。如果宝宝只含住了乳头，很容易使妈咪乳头受伤。妈咪若感觉疼痛，最好先暂停喂奶，将乳房稍微按压后，再轻轻把乳头拉出，然后用正确的姿势让宝宝同时含住乳头、乳晕吸吮。

为了保证喂奶顺利进行，妈咪在喂奶前可先刺激宝宝的嘴巴，让宝宝的嘴巴张得足够大，才能同时含住乳头和乳晕。

万一乳头破损受伤，无须涂抹消炎药，只要用乳汁涂抹乳头，约两天后就会痊愈，因为乳汁中含有天然的修复成分。

产后脂肪肝

根据病理生理学研究，体重如超过理想体重的50％，就会使脂肪肝的发生概率大大增加。女性身体的脂肪所占比例本来就比较高，再加上生产性肥胖，会提高患脂肪肝的概率。现今30岁以上的女性患脂肪肝的比例升高，应小心由过量摄取脂肪、甜食而导致的脂肪肝。

另外，无论男女，快速减肥容易使肝脏细胞快速坏死，从而导致脂肪肝，或导致慢性肝炎、肝硬化，提高心肌梗死、高血压、动脉硬化的发病率，还会影响身体正常的新陈代谢。原则上减重以每周减0.5~1千克比较合适。

产后妈咪要预防骨质疏松

怀孕与哺乳期间，妈咪需要摄取足够的钙质，以供给自身和宝宝所需。但我国女性普遍没有意识到这一点，导致骨质大量流失，一不小心就会得骨质疏松。要想远离骨质疏松，预防胜于治疗。下面提供几种防治方法供妈咪们参考，把握住这些重点，就不用担心骨质疏松找上自己。

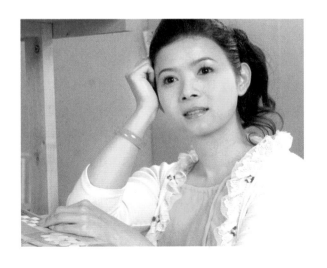

趁早存骨本

建议妈咪们应从年轻开始，尽早积累"骨本"。骨质在20岁时会到达巅峰；20~40岁期间，骨质会保持平稳，但开始轻微下滑，在这个阶段，应尽量保持"骨本"。产后妈咪因为钙质消耗多，一定要注意补充钙质，以免年老时得骨质疏松症。

规律运动

如果产后妈咪身体恢复不错，每周至少要保持一定的运动量，并且适度晒太阳。适度运动可增强血液循环，有利于钙质的吸收。

均衡饮食

产后妈咪应采取高钙饮食，同时补充钙片。

戒除不良习惯

产后妈咪应少喝咖啡，或在喝咖啡时加入脱脂牛奶，以增加钙的摄取量，同时要避免长期酗酒、抽烟及熬夜。

> **· 爱心小贴士 ·**
>
> 建议哺乳妈咪每日钙质摄取量为1000毫克。

骨质疏松的病因

只要人上了年纪，一般都会出现骨质疏松，不同的是程度有轻重之分。事实上，30岁以前的男女，骨质状况差不多，骨密度变化不大，但女性因为受到怀孕及更年期的影响，年纪越大，越有可能罹患骨质疏松，发生率至少是男性的两倍。骨质疏松还与下列因素有关：

种族： 黑种人的骨质密度比白种人及黄种人高。

年龄： 年龄越大，危险性越高。

体重： 体重越轻，危险性越高，尤其是45千克以下的成人。

遗传： 有家族病史者，危险性高。

停经： 处于更年期的女性，雌激素分泌减少，会导致骨质流失。假若能适当地补充雌性激素，可降低骨质疏松的发生概率。

饮食习惯： 咖啡是骨质的杀手之一，它会抑制钙质的吸收。茶水中含有茶碱，也会影响钙的吸收，影响肠胃功能。如果实在想喝茶，最好在饭后2~3小时再喝，这时茶碱对钙吸收的影响就比较小。此外，有抽烟、喝酒习惯的人，也比较容易出现骨质疏松。

营养不良： 摄取含钙食物不足，或是本身营养吸收能力较差者，危险性较高。

生活形态： 适度运动可维持骨骼血流量，吃进去的钙才能真正进入骨骼。经常熬夜、久居室内者，患骨质疏松的危险性较高。

内分泌疾病： 甲状腺、甲状旁腺机能亢进、双侧卵巢切除者，危险性较高。

长期服用药物： 抗凝血剂、胃药、利尿剂、激素等药物都会影响钙的代谢。

> **·爱心小贴士·**
>
> 当产妇出现腿部抽筋、腰酸背痛以及容易骨折时，应就医检查，以确认自己是否患有骨质疏松。

产后妈咪要补钙

✴ 补钙食物

要想补充钙质，最好从饮食着手，以下几类食物都富含钙质，不妨多多摄入：

❶ 乳制品

牛奶、羊奶、奶酪等乳制品是理想的钙质来源。以我国的情况而言，有喝牛奶习惯的人不多，但牛奶的确是很重要的钙质来源。建议产后妈咪每天喝1~2杯牛奶来补充钙质。倘若你属于乳糖不耐受的体质，不如选择发酵过的乳制品，如酸奶，也可饮用低乳糖的牛奶。

❷ 豆类食物

黄豆、红豆、绿豆等豆类食物及其制品都是

很好的钙质来源。豆制品含有许多矿物质，有利于骨骼健康。特别是黄豆，含有大豆异黄酮，其化学结构和雌激素很相似，故又称为植物雌激素，它能促进骨质的合成，抑制脂肪组织的增生，具有调节血脂的作用。

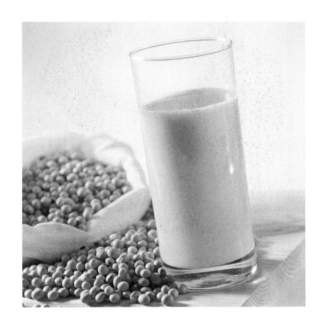

❸ 植物性食物

深绿色蔬菜中也含有钙质，不过人体对其钙的吸收率不高，因其含有的草酸、植酸，会与钙相结合，导致钙不容易被人体吸收。

❹ 动物性食物

动物性食物有动物的骨骼、小鱼干等。

❺ 核果类

核果类食物有坚果等。

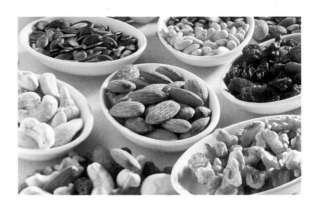

❋ 运动"补钙"

运动能促进钙质在骨骼里存留，而非能"补钙"。然而，也不是所有的运动都具有这样的好处，建议产后妈咪们选择负重或抗阻力的运动，以维持肌肉的力量，让骨骼更健康，这些运动包括举重、跑步、有氧舞蹈等。

❋ 其他有助于补钙的营养素

除了钙质以外，蛋白质、维生素C、维生素D、钾、磷、镁、锌、铜、锰等营养素也都与骨骼的健康息息相关，所以妈咪们也要注意补充这些营养素。

> **·爱心小贴士·**
>
> 产后是否需要用药物补钙应根据妈咪的身体状况而定，建议新妈咪到医院化验一下微量元素，针对病因进行治疗。

骨骼需要哪些营养素

除了钙质以外，蛋白质、维生素C、维生素D、磷、钾、镁、锌、铜、锰等营养素也都与骨骼的健康息息相关。现在就让我们来看一看，这些营养素对骨骼有哪些作用。

蛋白质：蛋白质是构建骨骼的主要成分之一，但是摄取过多又会加速钙的流失，因此应适量控制蛋白质的每天摄取量，切忌过量，否则会造成肾脏的负担，增加患肾结石的风险。

维生素D：维生素D可帮助钙的吸收，促进新陈代谢，其中又以维生素D_3的效果最好。但是如果摄取太多维生素D，会把钙送到不该存积的地方。举例来说，若维生素D摄入太多，会导致过多的钙进入柔软组织，造成组织钙化。一般来说，维生素D的主要来源为阳光，在天气好时外出晒晒太阳，就会促进人体内维生素D的合成。

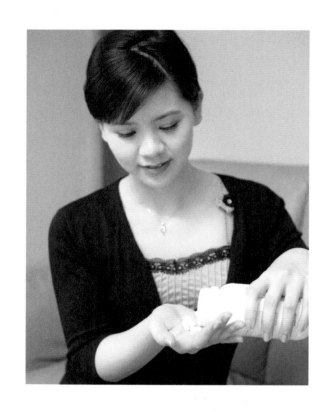

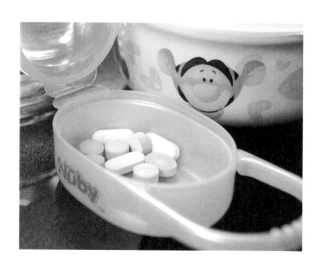

有些人会服用维生素D补充剂，如鱼肝油等，这反倒容易摄取过量而导致维生素D中毒。

维生素C：酸性环境更有利于钙吸收，想促进钙质吸收的妈咪，不妨随餐服用维生素C制剂。

磷：帮助构建骨骼。

钾：能避免骨质的分解、流失。

镁：有助于骨骼矿物质结晶的形成。

铜：若缺乏铜，会使骨骼强度减弱。

锌和锰：可以调节骨骼的新陈代谢。

新妈妈可使用哥本哈根疲劳量表

哥本哈根疲劳量表主要用来统计多少人有疲劳现象。此量表根据不同的疲劳程度统计人次，没有规定要多少分以上才合乎标准。量表共分为两道题目，每道题目将各小题分数相加再平均，得到的分数即为疲劳平均分数。

★一般疲劳（6道题得分相加再平均）

题目：

1. 您常觉得疲劳吗？

2. 您常觉得体力透支吗？

3. 您常觉得心力交瘁吗？

4. 您常觉得"我快要撑不下去了"吗？

5. 您常觉得精疲力竭吗？

6. 您常觉得虚弱，好像快要生病了吗？

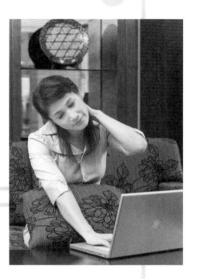

得分标准：

程度	分数
总是	100
常常	75
有时	50
不常	25
从未	0

★工作疲劳（7道题得分相加再平均）

题目：

7.您的工作会让您心力交瘁吗？

8.您的工作会让您觉得快要累垮了吗？

9.您的工作让您有挫折感吗？

10.工作一整天之后，您觉得精疲力竭吗？

11.上班前只要想到又要工作一整天，您就觉得无力吗？

12.上班时您觉得每一刻都很难熬吗？

13.不工作的时候，您有足够的精力陪伴家人或朋友吗？

前三题（7～9）得分标准：		后四题（10～13）得分标准：	
程度	分数	程度	分数
很严重	100	总是	100
严重	75	常常	75
有一些	50	有时	50
轻微	25	不常	25
非常轻微	0	从未	0

产后慢性疲劳症

最典型的产后疲劳症状，就是好好睡了5～8小时之后，仍然觉得很疲倦。

要想知道自己是否有产后慢性疲劳症，可用下面的简单检测来判断，只要排除其他疾病，且下述八种症状中符合四项或四项以上，并持续半年以上，很有可能患上了慢性疲劳症。

❶ 短暂记忆丧失。

❷ 喉咙疼痛。

❸ 全身有疼痛的感觉，尤其是脖子或腋下的淋巴结有肿胀现象。

❹ 不明原因的肌肉酸痛。

❺ 关节疼痛，但外观无明显异常（一般类风湿或风湿性疼痛，关节除了疼痛外还会红肿）。

❻ 不明原因的头痛（刺痛）。

❼ 睡眠品质变差。

❽ 休息后还感觉疲倦，或是稍微运动就觉得累。

产后疲劳四大原因

伤口疼痛、睡眠不足、角色调适、照顾婴儿，都是造成产后疲劳的重要原因。

❋ 产后生理疲劳

怀孕、睡眠质量差、运动量大、工作劳累等因素可导致生理疲劳，以致无法应付育儿工作，造成精神紧张。

❋ 产后心理疲劳

妈咪心理出现问题，如抑郁症、焦虑症、适应障碍等，导致长期精神紧张。患者可能会觉得倦怠、活力下降，进而影响自身的睡眠质量，感觉越睡越疲劳。一般来说，疲劳症状若持续4个月以上仍不见改善，那么就有可能存在心理问题。

❋ 产后身体疲劳

由疾病（如感冒、心肺功能不全、内分泌紊乱等）或药物副作用（如高血压药物、利尿剂、交感神经药物、镇静剂等）而引起的疲劳症状，称为身体疲劳。

❋ 产后混合疲劳

上述原因中符合其中两项者，就属于混合疲劳，此种疲劳通常是生理、心理交互影响的结果，也比其他疲劳症状复杂，却容易被大众忽略。这是因为生理疲劳可能恶化成心理疲劳，而心理疲劳也可能导致身体代谢变差，造成生理疲劳。若妈咪疲劳的症状已经持续一段时间，很可能就是心理疲劳或混合疲劳。

轻松缓解产后疲劳

容易疲劳的妈咪可试试以下几个方法，努力缓解疲劳，让自己神采奕奕。

❊ 改变生活习惯

产后疲劳的妈咪多半是由压力过大造成的，应尝试放松心情，不要逞能。有些妈咪真的不适合同时兼顾工作和家庭，她们应认清自己的状况，避免做太劳心劳力的事，同时养成良好的生活习惯。

◎采取体力消耗最少的侧躺姿势。

◎晚上至少有4小时以上的持续睡眠。

◎妈咪负责哺喂母乳，将照顾婴儿的工作交给其他照顾者，以增加休息时间。

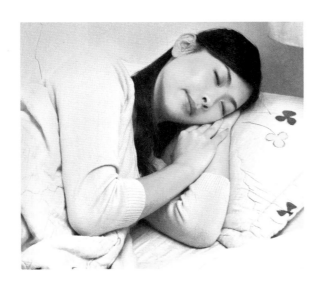

❊ 稳定且持续的运动

运动能强化心肺功能，活动筋骨。建议妈咪遵守"333"的运动原则，即每周运动3次，每次运动时间至少30分钟，运动过程要让心率达到130次/分以上，才能真正达到有氧运动的效果，促进身体的代谢。新妈咪也可做些静态的放松运动，如瑜伽、按摩或SPA等。

做瑜伽可放松每个关节的肌肉和骨头，是对身体最好的按摩。在做瑜伽前，一定要进行适当的热身运动，以免造成运动损害。

在按摩前，务必先确认自己没有心血管疾病，比如动脉硬化的病人就不适合按摩，因为在一按一推的过程中，血管很可能会裂开。

提醒妈咪，在按摩时不要推拿关节，只要推揉肌肉与关节接触的部位即可。按摩可通过按揉肌肉使局部血液循环增加，让肌肉瞬间补充营养，就像吃巧克力糖一样舒服。

❊ 治疗心理问题

因为心理会影响生理，从而造成慢性疲劳。建议疲劳的妈咪首先从改变自身想法、态度与生活作息做起，治疗心理问题，非不得已不要用药。另外，很多时候疲劳会以疼痛来表现，有些患者自行服用止痛药，但止痛药不是伤肾就是伤肝，在吃之前应审慎评估。

✿ 精神差也许是因为进食过多或过少

一般来说，饮食与疲劳之间并没有太大的关系，不过进食过多会使全身的血液集中在胃肠道，以致到达脑部及手部的血液减少，这也是人吃完饭就容易犯困的原因。现代女性爱美，常把"减肥"二字挂在嘴边，容易使营养摄取不足，血液循环变差，加上缺乏运动，很容易感到萎靡不振。

容易疲劳的妈咪应摄取均衡的饮食，不宜抽烟、喝酒。抽烟会导致血管收缩，血液循环不畅；喝酒应适量，睡前喝一小杯酒可促进血液循环，帮助睡眠，但是过量饮酒会增加肝脏负担。

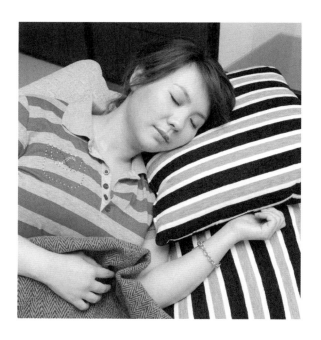

解析睡眠周期

正常人的睡眠周期分布由浅入深，大约分为五个阶段。一个完整的睡眠周期平均持续1.5～2个小时。如果按正常人睡眠8小时计算，一晚睡眠大致可经历4～5个睡眠周期。

在平躺入睡后，首先进入第1、2阶段的浅度睡眠期，从清醒到逐渐昏沉，越往第2阶段，睡意会逐渐加重，转向深度睡眠。

随后进入第3、4阶段的深度睡眠期，这两个阶段是较为深度的熟睡期。随着深度睡眠阶段的逐步进入，此时身体会极度放松，不易被唤醒，体温与血压一同下降，是精神与体力修复的黄金阶段。

第5阶段，为快速转动眼球期。此时身体虽然仍处于休息阶段，但大脑的运作却是活跃的，大部分的梦都会出现在这时候，人体也容易因梦境刺激而清醒过来。

理论上，5个睡眠阶段会依序交替循环。通过睡眠，人的体能逐渐得以恢复，因此越往后，睡眠周期循环越快，即第3、4阶段的深度睡眠期会逐渐缩短，甚至跳过，反而是浅度睡眠期与快速转动眼球期（做梦期）会大幅拉长。

在一晚4～5个睡眠循环周期中，理论上会做4～5个梦，但我们通常会因为进入深层睡眠，而仅仅对最后一次快速转动眼球期所做的梦存有印象。若产后妈咪夜晚多梦，要小心可能是无法进

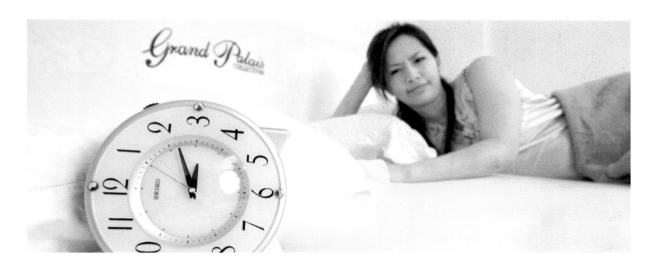

入深度睡眠，长期处在浅度睡眠期的结果。长此以往，可能引发神经衰弱和身体疲劳等问题。

产后睡眠障碍分类

关于睡眠障碍的详细分类，有许多诊断标准。根据美国睡眠疾病协会出版的《国际睡眠疾病》分类，就有80多种特殊睡眠疾病。

对于产后睡眠障碍的定义，最简单的区分法有三种，即产后入睡困难、产后多梦与产后睡眠中断。

根据临床症状的不同，大致将产后妈咪睡眠障碍类型分为产后失眠症、产后嗜睡症与产后异睡症三大类。同时根据病因，将上述障碍分为原发性与继发性两大类。

除了少数受激素水平影响引起的睡眠障碍以外，女性之所以比男性更容易出现睡眠障碍，是因为女性的情绪焦虑、作息不规律与活动量少等。

受情绪影响引起的睡眠障碍，比例约占80%。大多数女性先天心思较为细腻敏感，容易因生活压力而陷入焦虑或忧虑，加上女性的体力普遍低于男性，身体本来就容易疲劳，若再加上日夜颠倒、作息不正常，在生理和心理双重的影响下，女性出现睡眠障碍的概率就会远远高过男性。

·爱心小贴士·

产后失眠可通过改变生活习惯来纠正，比如饭后多散步，增加每天的活动量，也许对纠正失眠有所帮助。

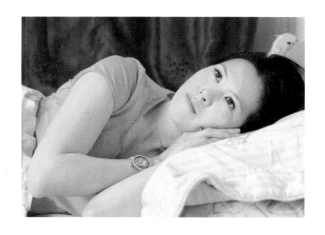

产后失眠症

产后失眠症是指产后妈咪夜晚无法入睡，或无法维持整夜的睡眠，躺在床上超过两小时仍无睡意。大部分失眠妈咪是由于面临突发性的环境变化、压力或身体疾病，而产生入睡困难的现象。少部分患者是受遗传因素的影响，存在长期失眠的困扰。

⊛ 原发性失眠

在失眠妈咪中，有一小部分的人可能受到先天遗传因素的影响，会出现长期困扰自己的慢性失眠问题。

⊛ 继发性失眠

有些新妈咪失眠并不是受先天遗传基因的影响，主要是因为后天不当的睡眠行为，如紊乱的睡眠周期、不良的睡眠环境或过度使用安眠药物等，都属于继发性失眠。

⊛ 生理心理性失眠

难以找出明确病因的慢性失眠，就称为生理心理性失眠。

产后异睡症

有产后异睡症困扰的妈咪，不但晚上无法好好睡觉，而且有时还会做出一些混乱行为，包括"梦游""夜惊""梦魇"等异常行为。

产后嗜睡症

有些妈咪从早到晚都无法入睡，也有人时刻都能入睡。有别于无精打采的生理性劳累，产后嗜睡症与一般疲劳的最大区别在于前者会在不适当的场合睡着。造成嗜睡的原因相当复杂，简单归纳为以下四点：

⊛ 单纯性睡眠不足

由夜间睡眠时间不足引起的白天嗜睡，是嗜睡症最常见的病因。此类妈咪由于工作繁忙或夜间哺乳，导致生活作息不正常，引起疲劳与嗜睡。这类妈咪一般只要多补充睡眠，嗜睡情形即可改善。

✳ 由相关睡眠疾病引起

睡眠呼吸中止症、周期性肢动症与磨牙等症状也会引起睡眠质量不佳，导致白天嗜睡。

✳ 特殊少见的猝睡症

真正的嗜睡症，除家族遗传外，也有可能与脑神经病变有关。例如特殊但少见的猝睡症会让人毫无预警地进入睡眠状态，虽然该病发病率不高，但严重干扰日常生活。所以在诊断嗜睡问题时，需排除是否罹患猝睡症。

✳ 药物引起的嗜睡症

若服用治疗皮肤过敏、鼻塞及流鼻涕等症状的抗组胺药物，或不当使用长效型镇静剂、药效过强的安眠药物，都容易导致使用者出现昏昏沉沉的嗜睡现象。

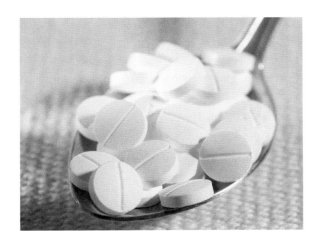

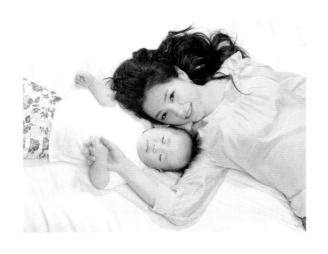

产后睡眠改善方法

① 妈咪每天做半小时的规律运动，如快走、游泳、舞蹈等。

② 睡前两小时不要进行剧烈运动或冲澡。

③ 制订规律的就寝与起床时间。

④ 改善饮食习惯：少喝咖啡，少喝酒，少抽烟。中午过后不宜饮用咖啡。睡前1小时不进食。

⑤ 改善睡眠环境：室内保持安静，入睡的家居服力求清洁舒爽。

⑥ 减少过多赖床时间。

> **· 小贴士 ·**
>
> 每晚睡前喝一杯热牛奶，既补钙又镇静安眠。

产后睡眠习惯自我控制方法

❶ 妈咪一旦有睡意，就不要继续做事，赶紧去睡觉。

❷ 妈咪不要在沙发上睡着后再回卧房睡，此时大部分人常会失去睡意。

❸ 只有想睡觉时，才上床睡觉。

❹ 妈咪只在想睡觉或进行性行为时才上床。

❺ 妈咪睡不着时就起床离开卧房，或在床头准备一些枯燥的书籍或画册，以供翻阅，直到自然入睡。

❻ 妈咪尽可能熬到想睡觉时才去睡。

❼ 妈咪午睡时间不宜过长，最多睡半小时。

妈咪抗压五步骤

❶ 适当地宣泄情绪：为不良情绪寻找出口，不压抑自己。

❷ 学习生理调适：深呼吸、放松训练、冥想、静坐及运动都是不错的方式。

❸ 认知的分析与调整：减少负面思想，采取正面积极的思维方式，多加练习，直到养成习惯为止。

❹ 改变固执的态度：对事物保持开朗豁达的心态。

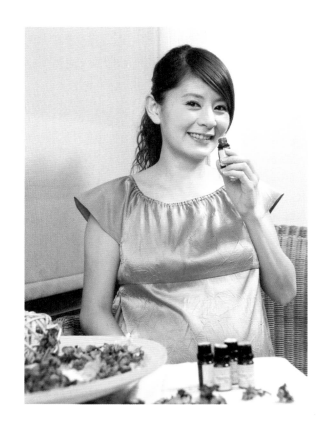

❺ 培养多样化的兴趣：从事自己感兴趣的活动，不但能有效改善心情，而且也可增强自信。

> **· 爱心小贴士 ·**
>
> 妈咪觉得不顺心或压力大时，不妨大快朵颐，在享受美味的过程中缓解紧张情绪。

产后疾病防治指南

哺乳妈咪生病怎么办

❋ 哺乳权不应被剥夺

　　妈咪的身体在受到感染的时候，会启动全身免疫系统来对抗疾病，产生的抗体可以通过乳汁传给宝宝，增强宝宝对疾病的抵抗力。因此，妈咪生病时，若未服药物，一般可以继续喂奶。

> **·爱心小贴士·**
>
> 　　提醒哺乳妈咪不要滥用药物，如果必须用药，应在医生指导下服用，以免影响宝宝健康。

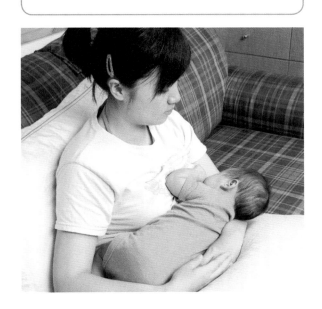

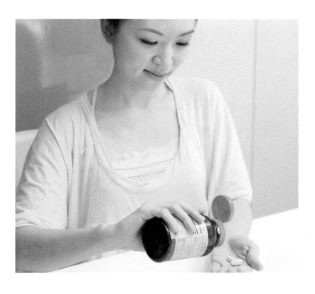

❋ 哺乳妈咪用药注意事项

　　❶ 大部分药物都会进入乳汁。由于宝宝肝脏的解毒功能差，进入乳汁的药物成分容易对宝宝造成影响，因此，妈咪应谨慎选择服用的药物。

　　❷ 如果医生让妈咪在服用药物时停喂母乳，妈咪可要求医生换其他较安全的药物。妈咪不要急着停喂母乳，因为目前一般都能找到更安全的替代药物。

　　❸ 避免使用复方性药物，应从单一成分药物开始尝试。

　　❹ 药效短的药（一天需吃多次）比药效长的药安全，因为其能更快地被排出体外。

吃降压药的妈咪可以喂母乳吗

❶ 目前认为甲基多巴一般不会进入乳汁，因此可以比较安全地用在哺喂母乳的产妇身上。

❷ 其他的降压药，如硝苯地平、肼苯哒嗪等，有些人主张这些药物仍可用在有高血压的产妇身上，但人体试验仍未有定论。

❸ 若服用血管紧张素转化酶抑制剂类的降血压药，如卡托普利、依那普利等，则不建议产妇哺喂母乳。

产后贫血的治疗

产后贫血是由妊娠期贫血未得到纠正和分娩时出血过多造成的。贫血会使人乏力，食欲不振，抵抗力下降，容易引起产后感染，严重的还可能引起心肌损害和内分泌失调，所以妈咪应及时治疗贫血。

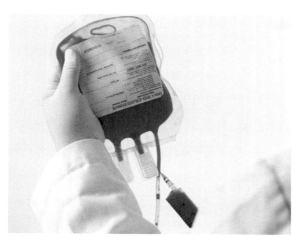

血红蛋白浓度低于正常值，但仍在90克/升以上者属轻度贫血，可通过食疗纠正，应多吃动物内脏、瘦肉、鱼虾、蛋、奶、绿色蔬菜等。血红蛋白浓度在60～90克/升之间者属中度贫血，除改善饮食外，还需接受药物治疗，应口服硫酸亚铁、叶酸等。血红蛋白浓度低于60克/升者属重度贫血，单靠食疗效果不佳，应多次输新鲜血液，尽快恢复血红蛋白浓度，减少后遗症的发生。

什么是子宫复旧不全

⊛ 怀孕期间子宫的变化

怀孕期间，母体为适应胎儿生长发育的需要，出现一系列生理变化，其中以子宫的变化最大。子宫腔的容积由非孕时的5毫升增大到足月时的5000毫升，子宫的重量由非孕时的50克增加到足月时的1000～1200克。

⊛ 分娩后子宫的变化

分娩后，子宫肌肉的收缩，迫使肌层内的血管管腔闭锁或变得狭窄，导致子宫肌细胞缺血，发生自溶，子宫体积明显缩小，胎盘剥离面也随着子宫的收缩和新生内膜的生长而得以修复。一般在产后5～6周子宫可基本恢复到非孕状态，这个过程称为子宫复旧。当子宫复旧功能受到阻碍时，即引起子宫复旧不全。

✺ 观察

可以通过观察产后宫底下降的情况和恶露的量来评估子宫复旧情况。

正常情况下，当胎盘娩出后，子宫底下降至脐下；12小时后，由于盆底肌肉的恢复，子宫底上升至与脐平，以后每天下降1～2厘米；大约在产后1周，子宫缩小至怀孕12周大小，可在耻骨联合上方扪及；在产后20天，子宫底降至骨盆腔内，腹部检查摸不到子宫底；产后42天，子宫基本恢复至正常大小。

可根据上述标准，每天观察新妈咪产后子宫复旧的情况。检查前新妈咪要先排尿。

子宫复旧不全时，血性恶露持续的时间延长，可达7～10天或更长时间，量也明显增多，有时可出现大量流血，恶露混浊或伴有臭味。在血性恶露停止后，还会有脓性分泌物排出。新妈咪多感觉腰痛及下腹坠胀，偶尔也有恶露量少而剧烈腹痛者。

通过检查还可发现，如果子宫复旧不全，会比同时期的正常产褥期妈咪的子宫大且软，且多为后倾后屈位，常伴有轻度压痛，宫颈也软，宫口多未关闭。

如果未能及时纠正子宫复旧不全，因伴有慢性炎症，会使子宫壁内纤维组织增多，从而导致子宫纤维化。纤维化子宫可引起月经期延长和月经量增多。

子宫复旧不全的原因

正常情况下，分娩后子宫收缩，体积逐渐缩小，若子宫不能按正常生理过程缩复，则称为子宫复旧不全。

✺ 临床表现

子宫复旧不全的临床表现有腰痛，下腹坠胀，血性恶露经久不断，有时有大量脓性恶露，子宫大且软，有压痛。

✺ 病因

❶ 在分娩过程中，子宫蜕膜剥离不完全，有胎盘或胎膜残留。

❷ 子宫内膜有炎症或有盆腔炎。

❸ 孕前患有子宫肌瘤、子宫腺肌病，影响子宫收缩；膀胱过度膨胀或经常处于膨胀状态，影响子宫收缩。产后尿潴留引起的子宫复旧不全最为常见。

❹ 子宫过度后倾、后屈，影响恶露排出。

❺ 多胎妊娠或羊水过多，使子宫过度胀大，肌纤维被过度拉长，分娩后肌纤维收缩无力，子宫不能正常复旧；多胎妈咪由于多次分娩，子宫肌纤维组织相对薄弱，收缩无力。

❻ 胎盘过大，由于胎盘附着部位的肌层比较薄，收缩力比较弱，也会影响子宫复旧。

❼ 产后过度劳累、休息不足、情绪不好等因素也会影响子宫复旧。

子宫复旧不全的应对措施

子宫复旧不全时，应采取以下措施：

❶ 应给予子宫收缩剂，促使子宫收缩，如给予麦角流浸膏1毫升，每日3次，连续2日。

❷ 伴有炎症时，应给予广谱抗生素消炎治疗。

❸ 用中药活血化瘀，促进子宫收缩，如用益母草膏2~3毫升，每日3次。

❹ 子宫后倾时，新妈咪应经常采取膝胸卧位，以纠正子宫位置。每日1~2次，每次10~15分钟。

❺ 如果怀疑有胎盘或大块胎膜残留，就应该行刮宫术。

❻ 子宫肌瘤合并子宫复旧不全者，应该采取保守治疗。

❼ 新妈咪应该注意休息，保持良好的情绪，加强营养，大小便要通畅。

什么是盆腔淤血综合征

⚙ 病因

妊娠期间，大量激素的分泌，再加上增大的子宫对周围静脉的压迫，会引起子宫周围静脉扩张。便秘也会影响直肠的静脉回流。肛门充血必然引起子宫和阴道充血，从而引起盆腔淤血。

⚙ 症状

盆腔淤血综合征的主要症状是下腹部疼痛、腰痛、极度疲劳感、痛经和经前期乳房痛。

不少病人在产后或流产后不久就出现上述症状，疼痛往往在月经前数天加重，月经来潮后第一天或第二天减轻，也有少数持续疼痛的病例。当病人长时间站立及跑、跳或突然坐下时疼痛会加重，性交后疼痛也会加重，下午比上午疼。

除疼痛外，白带多、便秘、膀胱痛、烦躁等也是盆腔淤血综合征的常见症状。妇科检查时，宫颈、后穹隆、子宫体可有触痛，附件区有压痛，似有增厚感，宫旁组织触痛亦多见。

> **· 爱心小贴士 ·**
>
> 在每日中午或晚上休息时，改仰卧位为侧俯卧位，纠正便秘，节制房事，适当进行体育锻炼，以增强盆腔肌肉张力，改善盆腔血液循环，一般效果较好。

产后痛经怎么办

痛经可分为原发性痛经与继发性痛经，前者找不到特殊的病理原因，又称生理性痛经，后者是因子宫内膜异位、子宫肌瘤等造成的疼痛，又称为病理性痛经。

❀ 原发性痛经

通常在月经开始的时候，就有下腹部疼痛、闷痛、腰痛、腹泻、下肢肿胀、头晕、疲倦等症状，经期的第一天症状最为明显，之后症状就会缓解。

❀ 继发性痛经

若上述的生理性痛经症状非常严重，或持续时间越来越久，已经严重妨碍日常生活，即为病理性痛经，此时就应该去妇产科就诊，检查是否罹患子宫肌瘤或子宫内膜异位症等疾病。

❀ 如何治疗痛经

对于继发性痛经，要先治疗导致痛经的疾病，可以先服用止痛药暂时减缓疼痛。服用止痛药时应注意以下两点：

❶ 不要每次都吃同一种止痛药。

❷ 不要忍到受不了时才吃止痛药，应在开始感觉疼痛时就赶紧吃止痛药，才能发挥药效，达到适时抑制疼痛的效果。

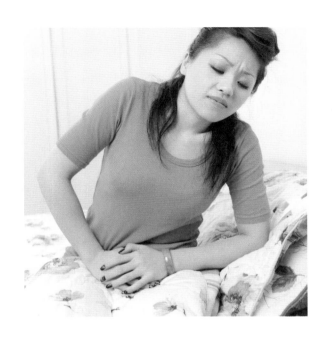

什么是妈妈手

妈妈手是腱鞘炎的一种，又称为狭窄性腱鞘炎。通常出现在手腕的腕管，如腕伸肌、拇长展肌、拇短伸肌等部位。手腕的拇指侧有两条肌腱，即拇长展肌与拇短伸肌。这两条肌腱绕过拇指后突起处，通过一条狭窄的腱鞘隧道。反复使用手腕，就会造成两条肌腱与腱鞘摩擦，严重时还会导致手腕肌腱发炎。

妈妈手的症状主要是手腕斜上方疼痛，有时这种疼痛还可能辐射到近端的前臂或大拇指。特别是大拇指在做有阻力的伸直与伸展动作时，疼痛有可能加剧。如果已经形成腱鞘炎，会出现局部疼痛与肿胀。

谁会得妈妈手

产后哺乳期的妈妈，常会因为宝宝的头不好控制，用手来支撑宝宝的头，长期如此，就造成手腕肌腱发炎，手腕附近疼痛肿胀，即患了妈妈手。

不仅妈妈会得妈妈手，工作中常用力使用拇指，长期过度使用拇指的人也容易发生这样的问题。流行病学调查显示，妈妈手发生的平均年龄在30～35岁，其中女性发病率比男性高出10倍。

此外，妈妈手也发生在经常使用大拇指的工作者身上，比如美发师、老师、搬运工人、打字员、会计师、银行职员、收银员、投掷运动者、长期使用计算机的人等。

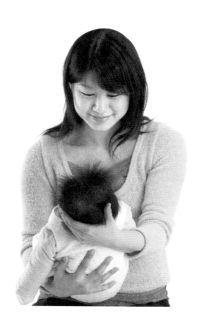

如何治疗妈妈手

治疗妈妈手的过程，是手部肌腱受损的速度和愈合的速度竞赛的过程。人体具有自行修复的能力，如果修复速度超过受损的速度，伤痛就好了。治疗方式包括下列四种：

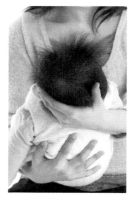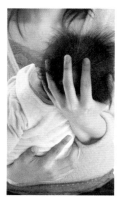

只依赖大拇指的力量容易受伤，换成五指平均受力就可避免妈妈手

❉ 尽量减少再次受伤的机会

治疗妈妈手的第一个重点就是要尽量减少再受伤的机会，其中又可分成消极和积极两种方式。

a.改变使用方式

对于不得不使用大拇指的病人，可采用改进的方式使用大拇指。例如：妈妈抱小孩时，换成五个手指平均用力，不要只依赖大拇指的力量；常用订书机的工作者可换手操作；常用手数钞票的人可用点钞机代替。

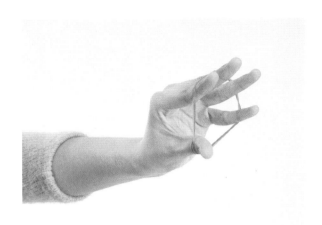

b.固定拇指，避免使用

通常医师会使用拇指护套将大拇指固定1～2周，加以保护，避免使用大拇指，如此可减缓受损的速度，加快愈合的速度。如果效果明显，就持续治疗到复原为止。

❋ 药物治疗或物理治疗

如果使用上述两种方法都没有明显效果，医师就会给予非类固醇类的消炎止痛药，服用1～2周。如果时间允许，可合并物理治疗，或用物理治疗代替药物治疗，治疗的频率因人而异。

物理治疗的方法有两种，一种是在肌腱发炎部位用超声波治疗，目的是治疗肌腱发炎；另一种是使用经皮电刺激，目的是放松肌肉。在治疗过程中，每隔1～2周定期复诊，检查病情有无改善。

❋ 局部注射类固醇类药物

如果采用上述方式都未见效，医师会考虑使用类固醇类药物。这种方法效果好，注射1～2次后病症即可得到较大改善。需要注意的是打针为侵入性治疗，因此还需考虑是否会有药物过敏的状况。

一般人对使用类固醇会有疑虑，其实不必担心，医生只会在适当的时候才选用类固醇类药物。每一种药物都会有副作用，局部注射类固醇的副作用是长时间使用会让肌腱韧带变得越来越脆，将来更容易受伤。如果只是局部注射一次，并不会有太大影响，比较常见的副作用是皮肤色素沉淀，但会慢慢恢复正常。

❋ 针灸治疗

妈妈手属劳损性疾病，发病初期一般以休息为主，配合外敷膏药、物理治疗，均可缓解症状或治愈疾病。对于病程较长，影响活动者，可以尝试针灸。治疗方式以针刺、灸疗、穴位贴敷为主。针刺方式搭配不同的疗法又可分成针刺、针刺加电疗、针刺加艾灸、针刺加隔姜灸等四种。

> **·爱心小贴士·**
>
> 疼痛症状严重的妈妈应减少抱孩子的次数，必要时使用支撑器具。

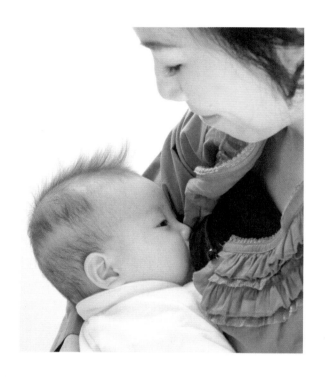

细菌侵入途径

急性乳腺炎的致病菌主要是金黄色葡萄球菌，链球菌引起的乳腺炎比较少见。细菌侵入的途径有以下三种：

❶ 哺乳不当引起乳头皲裂后，如果新妈咪双手不清洁，细菌就会从乳头破损处侵入，再沿淋巴管蔓延至皮下和腺叶间的脂肪、结缔组织，引起蜂窝组织炎。

❷ 另有一种在医院内流行的乳腺炎，多由耐青霉素的菌株引起。病菌通过婴儿的鼻咽部，在哺乳时直接沿乳腺管逆行侵入乳腺小叶，在淤积的乳汁中生长繁殖，引起乳腺小叶感染。

❸ 新妈咪患呼吸道感染或生殖道感染时，细菌经血液循环到达乳腺，造成感染。

急性乳腺炎的起因

病因

一些新妈咪在哺乳时未让婴儿将乳汁吸尽，导致乳汁淤积在乳腺小叶中。一旦乳头发生皲裂，哺乳时会引起剧烈疼痛，影响新妈咪顺利哺乳。此外，有些新妈咪的乳头发育不良（如乳头内陷），也会影响顺利哺乳。新妈咪的乳汁中含有比较多的脱落上皮细胞，更容易引起乳腺导管的阻塞，使乳汁淤积加重。乳汁的淤积又会使乳腺组织的活力下降，为入侵细菌的生长繁殖创造条件。

乳腺炎的症状

早期

乳腺炎发病早期，乳房疼痛伴发热，体温在38℃左右，乳腺肿胀疼痛，出现界限不清的肿块，伴有明显的触痛，皮肤表面微红或颜色不变。乳房肿块主要是由乳汁淤积、淋巴结肿大、静脉回流不畅所致，如能积极治疗，能很快治愈。

中期

乳腺炎继续发展，症状更加严重，多有寒

战、高热。乳腺的疼痛加剧，常呈搏动性。皮肤表面红肿发热，伴有静脉扩张。腋下可扪及肿大并有压痛的淋巴结。白细胞计数明显增高。如系溶血性链球菌感染，则浸润更为广泛。感染严重的，可以引起败血症。

❀ 后期

乳腺炎的症状逐渐局限，从而形成脓肿。脓肿的部位有深有浅。表浅的脓肿波动明显，可向体表溃破，或穿破乳管从乳头排出脓液。深部的脓肿早期不易出现波动感，如未能及早切开引流，则慢慢向体表溃破，可引起广泛的组织坏死，也可穿破乳腺后的疏松结缔组织间隙，在乳腺和胸肌之间形成乳腺后脓肿。

> ·小贴士·
>
> 如果确诊为乳腺炎，应在医生的指导下服用抗生素及通乳药物。

乳腺炎的早期发现

当哺乳妈咪出现寒战、发热、全身不适、乳房局部红肿疼痛时，就应该及时就诊。

检查乳腺时，室内光线应明亮，病人端坐，两侧乳房充分暴露。

❀ 视诊

观察两侧乳房的大小、形态是否对称，有无局限性隆起或凹陷，乳房皮肤有无红肿及橘皮样改变，浅表静脉是否扩张，乳头、乳晕有无糜烂。

❀ 触诊

检查者用手指掌面而不是指尖进行触诊，不要用手指抓捏乳腺组织。检查顺序为乳房外上、外下、内上、内下各象限以及中央区，先查健康的一侧，后查患病的一侧。

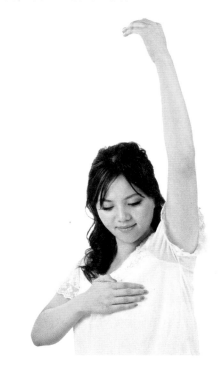

乳腺炎的预防

乳腺炎是新妈咪常见的一种病症，轻者无法给婴儿正常喂奶，重者则要手术治疗。如果及早预防或及时治疗，可避免或减轻病症。乳腺炎的预防措施如下：

❶ 预防急性乳腺炎的关键在于防止乳汁淤积和保持乳头清洁，避免损伤。

❷ 从孕晚期开始，经常用温水清洗乳头。每次哺乳后都应将乳汁排净。如未能排净，哺乳后可扪及乳房肿块，此时应用手按摩乳房，挤出或用吸奶器吸出乳汁，防止乳汁淤积。

❸ 如已发生乳腺炎，应及时治疗，必要时暂停哺乳，用吸奶器吸尽淤积的乳汁。

❹ 妊娠8个月后每日用温水擦洗乳头、乳晕，使乳头皮肤变得坚韧耐磨，预防产后婴儿吸吮乳头而发生的皲裂。有乳头内陷者更应注意矫正。

❺ 产后每次喂奶前后用温水洗净乳头及乳晕。产后按需哺乳，哺乳前按摩乳房，哺乳后用吸奶器吸尽乳汁。

❻ 掌握正确的哺乳姿势，要让婴儿含住大部分乳晕，而不是只含乳头。每次喂奶时要让宝宝完全吸空乳汁。如婴儿吸吮力不够，无法吸空时，可用吸奶器或手将乳汁挤出，不要让乳汁淤积在乳房内。如发生乳汁淤积，用手从乳房四周向乳头方向轻轻按摩，使肿块软化，然后用吸奶

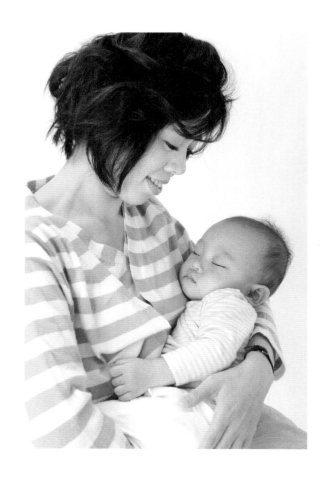

器将乳汁吸出或用手挤奶。

❼ 哺乳后应清洗乳头，不要让婴儿含着乳头睡觉。哺乳时间不宜过长，以免乳头破损或皲裂。若乳头皲裂，可涂乳头护理霜。也可在哺乳后挤出少量乳汁涂在乳头上。乳头皲裂严重时需暂停喂奶，用手将乳汁挤出或用吸奶器将奶吸出，伤口愈合后再喂奶。乳头内陷的新妈咪，每天清洗乳头后用手指向外牵拉乳头。

乳腺炎的治疗

治疗乳腺炎可选用青霉素、红霉素、头孢菌素等抗生素。处在乳汁淤积期的妈咪，可以继续哺乳。在局部硬结处可敷上中药如意金黄散，或将仙人掌捣碎后外敷，2~3天即可见效。

早期乳腺炎如果得到及时治疗，就可以很快治愈。在炎症早期可继续哺乳，排空乳汁，防止乳汁淤积。感染严重时可用健侧乳房哺乳，喂完奶后用吸奶器吸尽残余乳汁。患侧乳房应等脓肿切开，排出脓液后才可哺乳。如已经形成脓肿，要及时请外科医生切开引流。

乳腺癌的形成原因

乳房是由乳房腺体组织和脂肪组织等构成。每个乳房腺体由15~20个乳腺叶组成，每个乳腺叶可再分成数百个乳腺小叶，乳腺叶分别由乳腺管汇集至乳头。若乳腺导管上皮细胞或乳腺小叶细胞发生不规则排列，就容易发生乳腺癌。

乳腺癌发生的位置最常见于乳房外上方，乳头和其他部位也有可能发生。癌细胞有可能扩散转移到其他器官，如骨骼、肺、肝、脑等，对女性的身体健康危害极大，甚至危及生命。

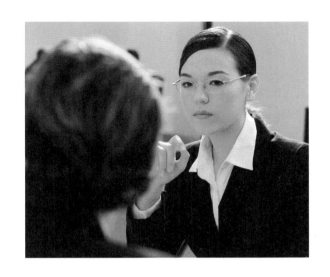

乳腺癌的危险人群

✸ 高危人群

❶ 家族遗传或家族里有一人在40岁以前曾患乳腺癌，或家族里有人两侧乳房皆发生过病变。

❷ 反复人工流产者。

✸ 次高危人群

❶ 女性月经初潮早（12岁以前）、停经晚（55岁以后）者。

❷ 停经后服用雌激素类药物超过两年。

❸ 中年肥胖，喜好高脂肪、高热量饮食。

乳房疼痛或有硬块，一定是乳腺癌吗

乳房疼痛不一定是乳腺癌，而罹患乳腺癌者也不一定会感到不适。有70％～80％的乳腺癌患者都不会感到疼痛，所以不能用疼痛判断是否得了乳腺癌。

另外，乳房有硬块也只能作为判断乳腺癌的依据之一，因为硬块可分为良性和恶性，一般追踪期为半年至一年，在此期间要密切配合医师检查。

自我检查乳房法

❶ 端坐镜前，双臂自然下垂，观察两侧乳房有无大小不同，有无形状异样；皮肤有无皱缩或凹陷；乳头表皮有无改变；轻压乳头，看有无液体流出。然后两手上举，再同样观察乳房。

❷ 浴后仰卧，将浴巾或小枕头置于肩下，开始检查，查完一边乳房再查另一边。

❸ 如图❸所示，依箭头轻触乳房组织，检查有无硬块及异常变化。切记要检查整个乳房。

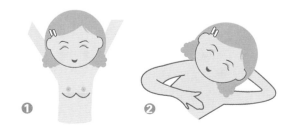

❹ 坐正，将一手放在脑后，重复上述步骤，如发现任何异样，请尽快去找专科医师复查。

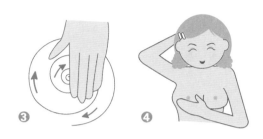

需要治疗副乳吗

人在胎儿时期，大约第六周时，从两侧腋窝一直到两侧腹股沟这两条线上，有6～8对乳腺的始基，到出生前，除仅保留胸前的一对外，其余都退化了。

少数女性有多余的乳腺没有退化或退化不全的异常现象，就称为副乳，可发生在单侧或双侧。常见的部位在腋窝，也可见于胸壁、腹部、腹股沟、大腿外侧，偶见于面颊、耳、颈、上肢、肩、臀、外阴等处，易被误认为皮下结节、淋巴结或肿瘤。

> **· 爱心小贴士 ·**
>
> 假性副乳多半是由后天肥胖或穿衣不当造成，女性不宜长时间戴尺寸过小的胸罩。

凡具有腺体组织的副乳，和正常乳房一样，受各种激素的影响，呈周期性变化，月经来潮前肿胀，有胀痛感，哺乳时还会分泌少量乳汁。停止哺乳后，副乳缩小，乳汁分泌也会停止。

副乳不是病，无症状者不用治疗。

新妈咪应注意预防感冒

新妈咪分娩后10天内，一般出汗较多，这是因为通过排汗，将体内积蓄的废物和过多的水分排出，属正常生理现象。但是，新妈咪出汗过多，毛孔张开，如受风寒，极易感冒。新妈咪感冒不但对产后恢复健康不利，还会让宝宝感染发病。宝宝感冒比新妈咪感冒更难治。

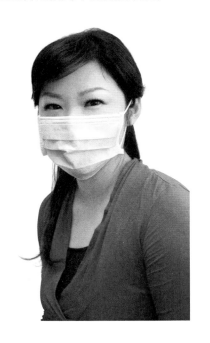

因此，新妈咪应注意抵御风寒，预防感冒。新妈咪居住的室内温度要适宜，不可有冷风吹进。新妈咪的衣着也要冷暖适度，不要穿得过少，也不要穿得过多，更不能一会儿穿，一会儿脱，冷热不均。被子厚薄也要适中，如果盖的被子很厚，夜间蹬开被子，也会造成产后受寒。

产后谨防静脉栓塞

静脉栓塞是孕产妇容易发生的一种疾病，以下肢发生静脉栓塞最为常见，还可发生在门腔静脉、肠系膜静脉、肾静脉、卵巢静脉及肺静脉等。静脉栓塞是生产期的严重并发症，应引起警惕。

◉ 病因

一是由于血液的凝血因素多了，而溶解血块的因素少了。

二是静脉血管血流速度变慢，深部静脉受压，血液瘀滞，再加上新妈咪活动少，静脉中处于高凝状态的血液容易凝结成块（即血栓），从而阻塞血管（即栓塞）。

◉ 预防

对孕产妇来说，预防静脉栓塞最好的办法是多活动。在妊娠末期，不要因为行动不便而停止活动，应坚持散步或做适量家务。产后第一周是静脉栓塞的多发期，新妈咪应早下床，进行适量运动，即使是剖宫产妈咪，也应尽量在床上做翻身、伸屈肢体等运动。只要静脉血管内的血液能不停地流动，就难以形成血栓。

当然，产前产后还要严密观察，一旦出现发热，必须警惕静脉炎。如果是静脉炎，就要用抗生素进行治疗。如果发现下肢肿胀、疼痛、发凉、青紫等情况，要及时就医。早期的静脉栓塞可采用抗凝药物治疗，无须开刀。如果延误了诊治，就需手术取出血块。

产后便秘的原因

新妈咪产后便秘的原因主要有以下几种：

❶ 产后妈咪卧床时间比较长，活动量偏少，胃液中的盐酸量减少，胃肠功能减弱，蠕动缓慢，肠内容物停留过久，水分被过度吸收。

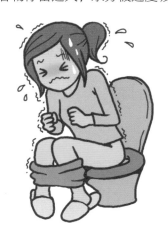

❷ 怀孕期间，腹壁和骨盆底的肌肉松弛，收缩力量不足，排便无力。

❸ 分娩时，会阴和骨盆或多或少受到一定程度的损伤，通过神经反射，抑制排便动作。

❹ 产后饮食过于精细，缺乏纤维素，食物残渣较少。

❺ 下床活动不便，许多新妈咪不习惯在床上用便盆排便。

❻ 有的新妈咪3～5天或更长时间不解一次大便，造成排便更加困难，引起肛裂、痔疮、腹胀等多种不良后果。

产后便秘的处理方法

新妈咪便秘的处理方法有以下几种：

❶ 黑芝麻、核桃仁、蜂蜜各60克，先将黑芝麻、核桃仁捣碎，磨成粉，煮熟后冲入蜂蜜，在一日内分两次服完，能润滑肠道，通利大便。

❷ 用中药番泻叶6克，加红糖适量，开水浸泡代茶饮。

❸ 用上述方法效果不理想者，可服用养血、润肠、通便的"四物五仁汤"：当归、熟地各15克，白芍10克，川芎5克，桃仁、杏仁、火麻仁、郁李仁、瓜蒌仁各10克，水煎，分两次服用。

❹ 严重者可在医生指导下，应用一些缓泻药，如酚酞片、开塞露等，还可以请护士进行灌肠。不要盲目用力，以防子宫脱垂或直肠脱出。

产后便秘的预防措施

为预防便秘，新妈咪可采取以下措施：

❶ 适当活动，不要长时间卧床。产后头两天，新妈咪应勤翻身，吃饭时应坐起来。健康、顺产的新妈咪在产后第二天即可开始下床活动，逐日增加起床时间和活动范围。

❷ 在床上做产后体操，进行缩肛运动，锻炼骨盆底部肌肉，促使肛门部血液回流。方法是：做忍大便的动作，将肛门向上提，然后放松。早晚各做1次。

❸ 新妈咪饮食要合理搭配，荤素结合，多吃一些含纤维素多的食物，如新鲜的蔬菜瓜果等，香蕉就有较好的通便作用。

❹ 少吃辣椒、胡椒、芥末等刺激性食物，尤其是不可饮酒。要多喝汤、饮水。

❺ 每日进餐时，应适当吃一些粗粮，做到粗细粮搭配，力求主食多样化。麻油和蜂蜜有润肠通便的作用，产后可适当食用。

❻ 平时应保持精神愉快，心情舒畅，避免不良的精神刺激，因为不良情绪可使胃酸分泌量下降，肠胃蠕动减慢。

❼ 注意保持每日定时排便的习惯，以便形成条件反射。

❽ 每天绕脐顺时针进行腹部按摩2～3次，每次10～15分钟，可以帮助排便。

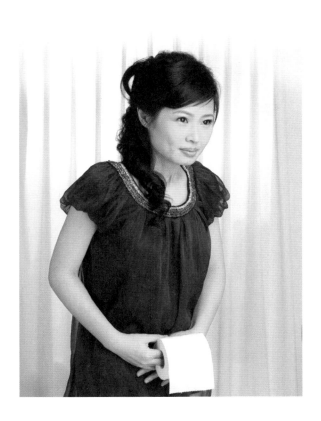

·爱心小贴士·

产后便秘的妈妈可以在饮食中加入香油，香油能润滑肠道，在肠道中分解的脂肪酸还有刺激肠道蠕动的作用。

产后痔疮的预防措施

新妈咪产后，由于压迫直肠的力突然消失，肠腔舒张扩大，粪便在直肠滞留的时间较长，容易形成便秘。如果在分娩过程中会阴撕裂，还会造成肛门水肿疼痛等。因此，产后注意肛门保健和预防便秘是预防痔疮发生的关键。

❶ 勤喝水，早活动。由于产后失血，肠道内水分不足，造成便秘。而勤喝水，早活动，可增加肠道水分，促进肠道蠕动，预防便秘和痔疮。

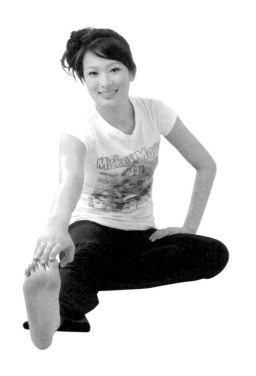

❷ 少吃辛辣、精细的食物。多吃富含粗纤维的食物，搭配芹菜、白菜等，这样消化后的食物残渣就比较多，容易排出大便。

❸ 勤换内裤，勤洗浴。这样不但可以保持肛门清洁，避免恶露刺激，还能促进肛门周围的血液循环，消除水肿，预防外痔。

❹ 产后应尽快恢复排便习惯。一般产后3日内一定要排一次大便，以防便秘。新妈咪不论大便是否干燥，第一次排便一定要用开塞露润滑，以免损伤肛管黏膜而发生肛裂。

认识女性泌尿道构造

女性的泌尿系统大致可分成上泌尿道与下泌尿道。以膀胱处为界线，上泌尿道包括肾脏与输尿管，主要负责尿液的分泌；下泌尿道则包括膀胱与尿道，负责尿液的储存与排出。

当血液从心脏经主动脉、肾动脉进入肾脏后，肾脏的过滤系统会滤出代谢物。这些经肾脏排出的代谢物由输尿管输送到膀胱并储存起来。待膀胱内的尿液积累至一定程度，排尿反射中枢就会将欲排尿的信息通过神经传达到大脑的排尿中枢，使排尿中枢发出收缩膀胱和放松尿道的指令，继而完成排尿动作。

泌尿道感染的条件

❂ 环境

如果妈咪没有养成良好的卫生习惯，让私处长期处于闷热、潮湿的环境，或喜欢憋尿，膀胱长期排空状况不佳等，那么泌尿系统就容易滋生细菌，诱发感染。

❂ 免疫力

引发泌尿道感染的危险因素很多。高龄妈咪由于产伤与器官老化，身体的免疫力有所降低，容易患泌尿道感染；罹患糖尿病或长期服用免疫药物者均为免疫力较差的人群，特别容易发生泌尿道感染。

❂ 致病因素

尽管高龄妈咪是泌尿道感染的高危人群，但年轻女性可别以为自己"还有本钱"，能免受其害。医师警告，不当性行为、爱穿丁字裤或紧身裤，或爱泡温泉的女性，容易发生阴道或尿道感染。一旦接触致病菌，再加上私处未保持干爽，免疫力下降，三大因素相互影响，就容易发生泌尿道感染。

尿频的原因

所谓尿频，只是一种症状表现，而非疾病。引发尿频的原因相当复杂，常见原因大致可归纳为以下三点：

❂ 心理性因素

过度紧张、陌生环境、气温过低、摄水量过多等因素都会引起尿频现象。由上述因素所引起的尿频，经过检查，多半不存在器质性问题，所以无须特别治疗，只要保持心情愉悦，适时转移注意力，就可消除尿频症状。

❂ 神经性因素

正常的膀胱功能运作涉及一系列复杂的神经机制。由神经性因素所引发的尿频现象，最常见的疾病就是膀胱过度活动症。

所谓膀胱过度活动症，主要是指支配膀胱的副交感神经过度亢进，使膀胱在储存尿液的过程中，还未达到要排尿的容量时，就开始产生无法抑制的收缩，造成病人出现尿频、尿急，甚至尿失禁等现象。

✾ 器官性因素

凡是尿道梗阻、膀胱肌肉病变、尿道感染或膀胱癌等，都会出现尿频症状。在孕晚期，孕妈咪因子宫胀大压迫膀胱，也会使膀胱无法有效储尿，产生尿频现象。

顺产妈咪如果未坐好月子，或产后未进行适当保养，就容易出现类似膀胱脱垂等问题。膀胱一旦脱垂，膀胱与尿道间的阻力就会增加，在排尿过程中就会有尿不尽的感觉，时不时想上厕所。

尿频的几种可能

每个人排尿的频率会与四周环境的温度、湿度、摄取的水分、饮水习惯和情绪有关。一般情况下，人在清醒时，每1～4小时解1次小便都属于正常。下面12种疾病通常都有可能导致尿频。

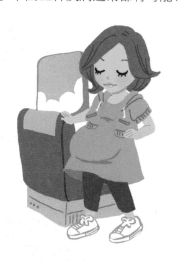

① 女性尿道综合征：在尿动力学检查中可明显看到，少数病人在未达到正常膀胱容量前，括约肌就不自主地收缩。但多数病人除临床症状外，无法在X光及膀胱功能检查中找出任何其他异常。

② 急性膀胱炎：急性膀胱炎患者还会出现血尿、尿道灼痛与下腹疼痛等现象。

③ 结石：结石分为肾结石、膀胱结石、输尿管结石等。当结石位于输尿管内口，快到达膀胱时，病人最容易出现尿频的现象。

④ 膀胱肿瘤：当血块积在膀胱，或肿瘤很大时，病人也会有尿频的现象。

⑤ 尿失禁：许多尿失禁病人由于在膀胱充盈时尿失禁会更严重，因此在潜意识中他们会强迫自己常去小便。久而久之，就不自觉地形成尿频的习惯。在尿失禁治愈后，尿频也就消失。

⑥ 停经症候群。

⑦ 盆腔炎及阴道炎。

⑧ 膀胱或阴道内异物。

⑨ 退化性膀胱病变。

⑩ 子宫内膜异位。

⑪ 神经性膀胱病变。

⑫ 脑血管病变。

> **· 爱心小贴士 ·**
>
> 新妈咪尿频严重时，需要到医院进行详细检查，以便明确病因，进行有效的治疗。

产后排尿困难的原因

❶ 产后妈咪腹压下降，腹壁松弛，加上妊娠期膀胱紧张度降低，膀胱容积大，对于内部张力的增加反应不敏感，无法产生尿意。

❷ 分娩时产程过长，胎儿头部在产道内的位置不正常，长时间压迫膀胱，使膀胱和尿道黏膜充血水肿，膀胱张力下降，收缩力差，括约肌无力，无法将尿液排出，造成排尿困难。

❸ 产后膀胱失去子宫的承托作用，膀胱和尿道间形成一定角度，增加了排尿阻力，新妈咪对尿胀不敏感，造成排尿困难。

❹ 会阴有伤口的新妈咪因害怕疼痛而主动抑制排尿。小便时尿液刺激伤口引起疼痛，会导致尿道括约肌痉挛，也是产后小便困难的原因。

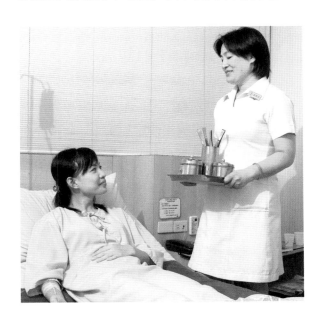

❺ 有些新妈咪不习惯在床上小便。个别病人因精神紧张、怕见人、不能下床或对自己排尿缺乏信心而不能排尿。等到膀胱胀大到一定程度，就会出现麻痹，造成尿潴留。

产后排尿困难的解决方法

产后排尿困难是一件很难受的事。预防产后排尿困难的方法有以下几种：

❶ 在产后4小时主动排尿，不要等到有尿意再解。解除新妈咪对小便引起疼痛的顾忌，鼓励和帮助新妈咪下床排尿。排尿时要增加信心，放松精神，平静自然地排尿，要把注意力集中在小便上。

❷ 如不能排出尿液，可在下腹部用热水袋热敷，或用温水熏洗外阴和尿道口周围，也可用滴水声诱导排尿。

❸ 为促进膀胱肌肉收缩，可采用针灸。

❹ 可肌注新斯的明。

❺ 如果以上方法都没有效果，就应该在严密消毒下导尿。将导尿管留置24～48小时，先持续开放24小时，使膀胱充分休息，然后夹住导尿管，每2～4小时开放1次。待膀胱水肿、充血消失后，张力自然恢复，48小时后拔除导尿管，一般都能恢复排尿功能。在留置导尿管期间应多饮水，使尿量增加，以免尿路感染。每天冲洗会阴两次，保持外阴清洁。

什么是尿失禁

尿失禁是指无法用意志顺利控制排尿，造成尿频与漏尿的情形。尿失禁也是妇科常见的疾病之一。生过宝宝的妈咪更要注意产后尿失禁问题。

产后尿失禁多数见于顺产的妈咪。在生产过程中，宝宝挤压产道，造成膀胱、子宫、骨盆腔底的结缔组织出现损伤或松弛，以致只要妈咪腹压一上升，就会出现尿频或尿失禁的情形。

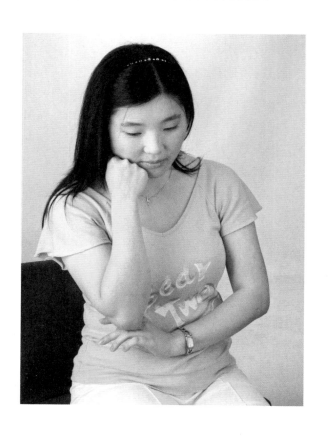

尿失禁的原因

根据临床的统计资料显示，女性尿失禁的比例比男性高，主要有以下几个原因：

◉ 生理因素

女性先天尿道比男性短，器官老化、家族遗传等，都能引起尿失禁。而进入更年期的停经女性，因体内雌激素水平降低，造成尿道与阴道组织萎缩，也容易出现尿失禁。

◉ 精神因素

产后妈咪精神过度紧张、焦虑或忙碌，也会引起暂时性尿频与尿失禁。

◉ 怀孕生产

除了生理与精神因素以外，许多女性的尿失禁现象还容易在产后出现。特别是顺产的妈咪，常会在生产时，因过度用力而出现阴道与尿道的撕裂伤。若产后保养恢复不佳，骨盆腔神经损伤严重，妈咪也容易出现尿频、尿失禁等情形。

由怀孕生产所造成的尿失禁可以分为两种，一种是在怀孕过程中，由骨盆腔底肌肉损伤所造成的尿失禁；另一种是妈咪在生产过程中，胎儿头部过度挤压产道，造成神经肌肉损伤、骨盆腔结缔组织撕裂等，也会让妈咪出现恼人的尿失禁现象。

尿失禁的种类

❋ 压力性尿失禁

有压力性尿失禁困扰的女性，多半是即将迈入更年期的中年女性。患者的骨盆底肌肉大多比较松弛，每当腹压增高，就容易造成尿道移位至骨盆腔外，以致尿道闭合不佳，发生尿失禁。

压力性尿失禁患者只要腹部一用力，如剧烈咳嗽、大笑、跳跃、提重物等，就会造成腹压上升，出现尿失禁情形。

❋ 急迫性尿失禁

急迫性尿失禁的患者会出现尿意过度急迫，来不及上厕所就尿出来的窘况。此类尿失禁问题多半是因为膀胱括约肌收缩不良。急迫性尿失禁容易发生在急性或慢性尿路感染患者身上。

❋ 混合性尿失禁

混合性尿失禁是指急迫性尿失禁与压力性尿失禁合并发生。在治疗上，患者须将急迫性尿失禁的病症解决后，再去克服压力性尿失禁的问题。但若有机会，能将两者合并治疗，则可精简疗程。

❋ 满溢性尿失禁

满溢性尿失禁患者由于膀胱无力收缩，往往任由膀胱胀尿，等到超过一定限度，膀胱内压大于尿道压力，尿就因此溢漏出来。这类患者在尿急时，因为无法自己控制，所以会出现尿失禁情形。一般常发生在有尿道阻塞问题或神经性膀胱炎等患者身上。

❋ 完全性尿失禁

当病人的尿道括约肌因为外伤、尿道手术、膀胱阴道瘘管、骨盆腔大手术或放射线治疗等因素受到损伤，失去了原本的禁尿功能，尿道就像是一个关不紧的水龙头，出现持续性的尿失禁症状，即完全性尿失禁。

> **· 小贴士 ·**
>
> 新妈咪出现尿失禁后不必害怕，不要经常下蹲，尽量避免重体力劳动，不要提重物，以免增加腹压。

✸ 暂时性尿失禁

暂时性尿失禁大多发生于尿路感染患者身上，或发生在产褥期。只要针对病因，进行适当治疗，暂时性尿失禁多可痊愈。

尿失禁的治疗方法

✸ 针对生理因素进行治疗

由尿道感染、尿道狭窄等因素导致的尿失禁问题，通常只要通过治疗将病因去除，就能使尿失禁得到改善。由尿道或阴道萎缩、骨盆腔手术

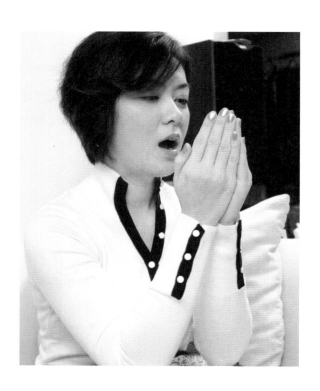

等因素引起的尿失禁需视个人状况，酌情给予药物或手术治疗。

✸ 针对心理因素进行治疗

先找出压力源，再予以排除。由心理压力造成的尿失禁患者可试着培养新的兴趣，缓解焦虑情绪，还可请医师视情况开镇静药物来减轻压力和焦虑。

✸ 针对产后尿失禁的治疗

由剖宫产引起的尿失禁，多是因为在手术后，产妇需暂时使用导尿管，容易造成膀胱炎，引发暂时性尿失禁。多半不用刻意处理，尿失禁的现象可以自行消失。顺产后出现的尿失禁多是由产伤造成膀胱脱垂引起的，但也有可能是由妈咪本身尿道异常引起的。除了通过药物、手术治疗外，在居家护理保养上，患者还可通过做凯格尔运动，缓解由生产造成的膀胱脱垂、子宫下垂等问题。

膀胱炎的症状

对于女性来说，膀胱炎是一种常见的泌尿道感染。膀胱炎的常见症状包括尿频、尿急、尿痛等，病情严重时会伴随下腹疼痛、小便灼热、血尿等症状。

大肠埃希菌惹的祸

膀胱炎的致病菌多为大肠埃希菌，约占75%以上。

另外，由于女性的尿道较短，再加上个人卫生习惯不佳，会阴部细菌滋生，很容易使致病菌经尿道口与尿道上达至膀胱，造成感染。

膀胱炎的治疗方法

在细菌性膀胱炎的治疗上，不管是急性膀胱炎还是慢性膀胱炎，都应通过详细检查，找出引起感染的致病菌，使用正确足量的抗生素。一般来说，急性膀胱炎的治疗疗程需一周左右，慢性膀胱炎的疗程更长一些。

除了配合抗生素治疗以外，细菌性膀胱炎患者还应坚持多喝水。若有尿痛等情形，一定要按时吃消炎药，多喝水，如此才可顺利排出尿液，把细菌排出膀胱外，提高治愈率。

预防泌尿道感染

受到先天构造与不良生活习惯的影响，多数女性或多或少都会面临泌尿系统疾病的问题。这种难以启齿的困扰常常让许多女性的生活质量与健康受到极大影响。养成良好的生活习惯和饮食习惯，多做骨盆保养运动，远离尿频、尿痛的烦恼，其实很简单。

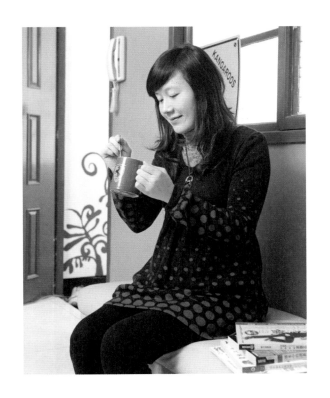

✳ 正常饮水，不要过度憋尿

水是维系人体机能运作的基本物质，也是保证身体正常代谢的必备物质。膀胱就像一个池塘，里面堆积了许多代谢废物，若没有活水注入，帮助排出废物，膀胱容易变成一池污水，滋生细菌，发生感染。

女性应养成正确的饮水习惯，每天正常摄取2000～3000毫升的水分，同时采取少量多次饮用的原则。只要掌握定时、定量摄取水分的原则，不但有利于膀胱代谢，还能让皮肤变得水润。

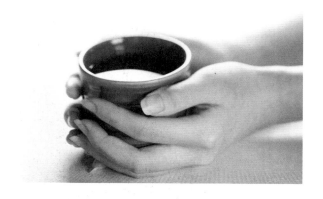

不憋尿是保养泌尿系统的首要原则。培养有规律的排尿习惯很重要。不要等到快憋不住尿时才去厕所，否则膀胱会过度膨胀，变得松弛或无力，容易导致泌尿道疾病。

❀ 保持阴部清洁，注意个人卫生

爱穿紧身牛仔裤和丁字裤的女性可要注意了，由于紧身牛仔裤和丁字裤的透气性较差，外阴长期处于潮湿温暖的环境，从而容易滋生细菌与真菌。加上女性阴道、尿道与肛门距离过近，容易引起泌尿系统和生殖系统间的相互感染，增加尿道炎、膀胱炎、阴道炎，甚至子宫内膜炎等疾病的患病率。

❀ 勤做凯格尔运动，远离尿失禁

凯格尔运动是一项实用的锻炼骨盆底肌肉的运动，它可以改善女性因咳嗽、大笑、跳跃等动作而出现的尿失禁问题。凯格尔运动也是为器官功能老化、产后骨盆器官下垂的女性设计的肌肉强化运动，能改善中、轻度尿失禁与骨盆腔器官下垂的问题。

初学者可先采取平躺、两膝弯曲且微微张开的姿势，练习骨盆腔肌肉收缩。练习时，会阴部分（即尿道、阴道、肛门口附近的肌肉）有向内缩、向上提的感觉。妈咪们可以一天练习4回合，每回合10次，一次内缩保持5~10秒，然后放松约10秒。千万别在排尿时进行该项运动，否则容易造成尿道感染。

预防新妈咪职业病

❀ 驼背、肩颈酸痛

❶ 驼背、肩颈酸痛的发生原因

一些妈妈喂奶时为了迁就宝宝而弯下身子，用双手将宝宝抱起喝奶，长期如此就容易出现驼背、肩颈酸痛的情况。

❷ 驼背、肩颈酸痛的预防之道

建议妈妈喂母乳时采取最舒服的姿势。例如采取摇篮式喂法时，可以在宝宝身体下方垫个枕头，或在妈妈的背部垫个枕头，用最舒服、最放松的姿势喂母乳。另外，市面上卖的母乳背巾可供妈妈外出时使用，也能让妈妈采用最舒服的姿势来喂奶。

❀ 肌肉酸痛、落枕

❶ 肌肉酸痛、落枕的发生原因

一些爸妈会和宝宝睡在同一张床上，有的是为了方便喂奶，有的则是为了方便就近照顾宝宝。如果和宝宝睡在同一张床上，会因为怕压到宝宝，无法熟睡，而且一整晚身体都固定一个姿势，不敢乱动。这样一来，不但睡眠质量不佳，而且全身的肌肉也无法放松，容易导致肩颈僵硬，甚至出现落枕（也就是肩颈部因为过度疲劳或僵硬而发生急性疼痛）。

❷ 肌肉酸痛、落枕的预防之道

爸妈如果要就近照顾宝宝，可与宝宝同睡一个房间，但不必同床，就算没有完全睡熟，但至少肌肉可以稍微放松。如果肌肉一直处于紧张状态，无法获得适当休息，就会导致过度疲劳或落枕。

❀ 腰酸背痛、手臂拉伤

❶ 腰酸背痛、手臂拉伤的发生原因

腰痛是一般人常见的毛病。当了爸妈之后，如果姿势不正确，腰酸背痛的概率就会增高。妈妈在怀孕后期通常容易腰酸。生下宝宝之后，弯腰抱孩子或弯腰提重物时，妈咪都会腰背不舒服。

等到宝宝长得再大些，有些爸妈可能因为无法徒手抱起孩子，干脆把肚子当成平台顶住宝宝，又加重了腰部负担。此外，如果抱孩子的姿势不正确，再加上抱孩子过久或孩子过重，手臂也容易受伤。

❷ 腰酸背痛、手臂拉伤的预防之道

★在产后坐月子时，可以使用束腹带帮助松弛的关节慢慢恢复。

★坐月子时比较适合的运动是散步或腹部运动。

★较为激烈的运动要等到关节功能恢复后再做，否则韧带容易受伤。

★不适合在产后马上练瑜伽。

★在照顾宝宝时，爸妈尽量不要弯腰拿重物或抱起孩子，更不要挺起肚子来支撑宝宝。适当地使用背巾、背带可以减轻对腰背、手臂的负担与伤害。做家务事时也要尽量避免弯腰。

★爸妈若是在身体远离宝宝时，抱起宝宝，手臂的负担就会比较重。应在靠近宝宝时，再抱宝宝，这样抱起来才比较轻松。

❀ 膝关节炎

❶ 膝关节炎的发生原因

当膝盖承受过重的压力时，或者姿势不正确，关节周围的组织就容易受伤，导致膝盖疼痛。如果给宝宝洗澡时，爸妈一直蹲着，时间久了，膝盖就会痛。这是因为膝关节过度弯曲，对关节造成很大的压力。

❷ 膝关节炎的预防之道

★ 蹲或跪的时间不要太久。

★ 多利用工具与设备减轻膝盖的负担，比如较重的物品可用推车推，不要用手提。

★ 多利用拖把与吸尘器清洁地板，不要经常跪着或蹲着擦地。

✳ 全身性酸痛

上述各种情形有可能同时发生。以抱孩子为例，假使抱的姿势不对，或者孩子过重，又没有使用工具减轻负担，久而久之，肩颈可能因为用力过度而使韧带受伤，手臂也有可能发生肌腱炎。如果再挺起肚子来支撑宝宝，那么腰也会不舒服。这样看来，一个错误动作，就可能引发多种身体不适。

在照顾宝宝或做家务事时，如果还有其他错误姿势或动作，新爸妈就很容易出现全身性的酸痛与不适。

❶ 如何进行自我检测

身体出现疼痛就表示爸妈做事的姿势有误。如果身体的疼痛已经影响了日常生活，就必须赶紧就医，否则可能会产生肌肉代偿现象。

出现疼痛后最好能进行自我观察，记录下自己做哪些动作时会痛、痛的部位、次数、时间，这样能让医生比较清楚地了解病情。

❷ 何谓肌肉代偿现象

做一个动作，需要多个肌腱共同完成。若其中某几个肌腱受伤无法工作，其他肌腱的工作量就会增加，最后导致其他肌腱也受伤。针对上述疾病，通常会做热疗、电疗。有些则使用器械固定手指的位置，让手指得到休息。在必要时给予止痛药，在极少的情形下才会注射类固醇。当疼痛缓解后，就需要针对不同部位做运动，锻炼肌肉，因为当肌肉强壮，且被正确地使用时，关节的负担才比较小。

不过，真正根治的办法是找出病因，纠正错误的姿势或生活习惯。如果没有及时进行纠正，疾病就会反复发生，甚至会变得更加严重。

照顾宝宝固然是甜蜜中带着辛苦，但绝不是在忍受病痛。只要避开常见的错误姿势与容易使身体受伤的动作，这些病痛就不会找上新妈妈了。

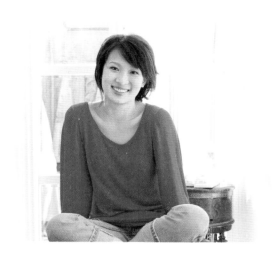

第五部分
产后重塑魔鬼身材

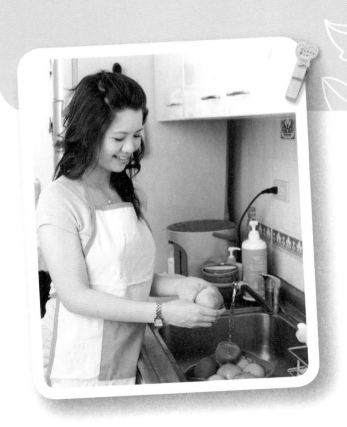

产后瘦身指南

正确的瘦身观念

想要瘦身，一定要建立以下三个正确观念：

⊛ 脂肪才是减重目标

许多人都误以为减肥就是把体重降低，殊不知减肥的真正目的是要减去脂肪。

脂肪无法用一般的体重计测量，而是利用体脂仪（可在医疗器材店购得）来测量。根据生物电阻抗法的原理，当身体组织被电流通过时，根据产生的电阻不同可测出身体脂肪的多少。一般来说，身体肌肉组织含有水分，可导电，但脂肪组织不导电，电流通过时，脂肪组织越多，所产生的电阻就越大。

⊛ 女性脂肪大多堆积在下半身

人体的脂肪若堆积过多，超出正常的比例，就属于肥胖。女性的脂肪主要囤积在下半身，特别是臀部与大腿的位置（西洋梨肥胖），因此避免脂肪增加的方法就是少进食、多活动，并根据不同的年龄来调整进食量。

⊛ 正确运动减去脂肪

产后想要瘦身的顺产妈咪，除了要控制月子餐的热量摄取外，在产后4个月便可开始进行减重计划。可以先从简单的吐纳开始，再慢慢从伸展操做起，接着进行有氧运动或力量训练，这样可以有效去除脂肪，让自己变得既苗条又健康。

> **· 爱心小贴士 ·**
>
> 一般建议在哺乳期结束后再开始产后瘦身。若妈咪没有进行母乳喂养，则建议坐完月子就开始瘦身。一般建议剖宫产妈咪在刀口恢复后再考虑瘦身。

产后肥胖的原因

⊛ 孕期体重控制不当

调查发现，我国孕妇的平均体重比国际标准多5~8千克。这些多出来的重量是产后体重难以恢复的重要原因。

❋ 坐月子期间摄取过多高热量食物

产后坐月子时，通常妈咪不能运动、提重物、碰凉水、洗头、抱小孩，加上餐餐吃麻油鸡、麻油腰花、猪蹄等高热量食物，这样下来，就容易导致肥胖。

❋ 产后激素的影响

除了多吃与少动会造成肥胖外，受产后激素的影响，新陈代谢及脂肪分解变慢，这也是产后妈咪肥胖的原因之一。

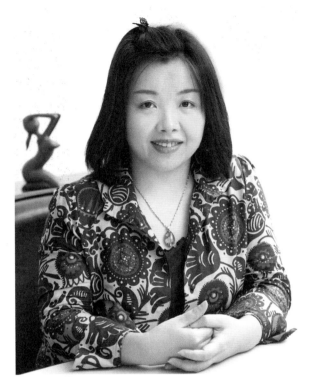

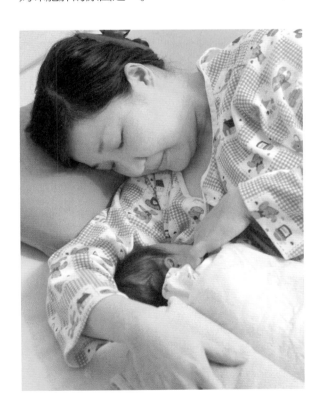

产后肥胖坏处多

❋ 对健康的危害

中年女性，产后半年内减肥成功者，日后的发胖概率远比减肥失败者小。具体来说，产后半年内减肥成功的妈咪，10年后平均胖2.4千克；产后半年内减肥失败的妈咪，10年后平均胖8.3千克。肥胖是造成三高（高血压、高血脂、高血糖）的重要因素，而三高对健康的危害甚大。

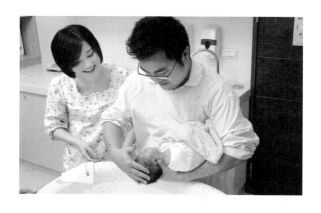

🔆 对生殖的危害

过度肥胖会导致女性内分泌失调，容易造成不孕。即使怀孕，肥胖女性也会出现较高的流产率。肥胖孕妇高血压、糖尿病的患病率也比一般孕妇高，对生殖产生的危害比较明显，治疗也较为困难。

产后 4~5 个月再减肥

建议产后妈咪减肥时勿操之过急，最好在产后4～5个月，稳定地降低体重，慢慢恢复身材，并且每天做凯格尔运动，这样慢慢恢复身材，重新变得容光焕发。

产后瘦身的注意事项

🔆 小心传统坐月子的陷阱

科学坐月子能帮助产后妈咪恢复健康，而传统的坐月子方法，如餐餐大补、躺在床上一动不动等，都会导致妈咪的体重直线上升。

产后妈咪其实可以每隔2～3天吃1顿麻油鸡，每天用鱼肉代替猪蹄，保证充足的睡眠和适度的活动，这样有助于瘦身。

🔆 均衡营养，保质保量

产后妈咪若是单纯限制进食量，而不追求饮食的质量，则会降低乳汁的质量，从而影响宝宝的发育。产后6个月是瘦身的黄金时期，在此期间，饮食要保质保量，不要因为减肥而影响健康。

> **· 爱心小贴士 ·**
>
> 顺产妈咪在产后当天就可以下床走动，剖宫产者则需2~3天。接下来可以做一些床上伸展运动。坐月子期间，顺产妈咪可循序渐进地锻炼腹前和腹侧肌肉群，交替进行收缩及伸展运动。剖宫产妈咪则需要等伤口完全恢复后，才可以进行强度稍大的运动。产后头几周可使用束腹带帮助松弛的腹肌复原，但是不要过早使用塑身裤，以免影响血液循环。

❋ 适量运动

产后运动对于瘦身有很重要的作用。产后妈咪除了脂肪堆积外，腹部肌肉也会松弛。如果腹部肌肉得不到锻炼，是不可能恢复到孕前紧实的状态。 产后3~6个月，妈咪应着重进行腹部及腿部肌肉的锻炼。

瘦身的黄金法则

❋ 黄金法则 1：饿了就吃

如果你觉得肚子饿了，却不吃东西，这样挨饿反而会变得更胖！因为当身体挨饿时，它会进入储存脂肪的状态。如果持续忽视身体对食物的自然需求，新陈代谢将会减慢，怎么样都瘦不下来。

❋ 黄金法则 2：吃你"想"吃而非"该吃"的东西

在减肥过程中，一些新妈咪会要求自己不要吃那些高热量、高脂肪的食物，其实这么做等于打乱了饮食的自然均衡。很多人担心放任自己吃东西会让体重更重。然而医学研究证实，吃想吃的东西，过一段时间后，饮食方式会变得更加均衡。也就是说，原本被自己列为应该吃的食物，会转变成自然就想吃的东西。

❋ 黄金法则 3：有意识地吃，用心享受每一口食物

人们在吃东西时，常常只顾把食物放进嘴巴里，有多少就吃多少，没有细细品尝食物的味道。若放慢进食的速度，充分享受每次咀嚼食物的口感和味道，不但有益于身体健康，而且能吃得少些。

❋ 黄金法则 4：感觉饱就不再吃

当身体饱了，胃会发出信号，产生饱腹感。如果你没注意到饱腹感，继续吃进食物，就会感到越来越难受。

因此，只要把握好，饿了就吃真正想吃的，有意识地吃，吃饱了就停下来，你的饮食习惯将会有所改变，距离减肥成功也就越来越近了。

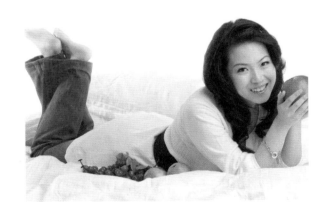

正确的瘦身饮食观念

✤ 注重摄取蛋白质

坐月子期间，因为刚刚经历生产时的大量失血，同时由于伤口尚未复原，妈咪必须增加对蛋白质（如蛋、奶、豆、瘦肉等）的补充。即使过了产后6个月减肥黄金期，也要注意摄取蛋白质，因为如果缺乏蛋白质，会使基础代谢率降低，不利于减肥。

✤ 喂母乳有助于瘦身

通过哺乳，可以加快新陈代谢，帮助消耗脂肪，达到瘦身的目的。

✤ 饮食均衡

每天均衡摄取五谷杂粮、新鲜蔬菜水果（不要太甜的）、蛋、豆、鱼、肉类等食物。

✤ 淀粉不可或缺

许多人认为减肥时不可以吃淀粉类食物，其实这是错误的观念。淀粉对人体非常重要，因为淀粉分解后的葡萄糖是脑部的能量来源，如果体内缺乏葡萄糖，容易造成代谢异常、体力差、脑部缺氧及酮酸中毒，甚至抽筋或休克。

此外，由于缺乏淀粉会造成脂肪过度分解及代谢途径异常，使体内酮体增加，电解质失衡，反而危害健康，不利于减肥。建议每天摄取全谷类、燕麦、薏苡仁等粗粮，以便摄取较多的B族维生素，促进代谢。

✤ 少吃脂肪含量高的食物

摄取过多脂肪含量高的食物（包括坚果类、油炸食物）会造成肥胖。

✤ 减少盐分的摄取量

如果盐分摄取过多，容易使水分潴留体内。尤其刚生产完时，妈咪仍有水肿现象，万一吃得太咸，不利于排水瘦身。

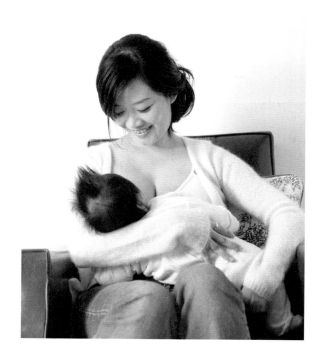

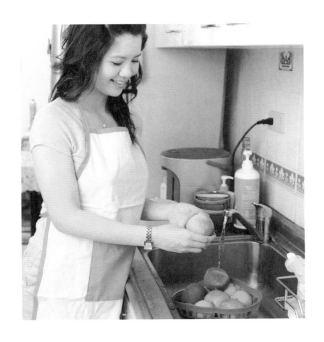

⊕ 多吃新鲜蔬果

因为怀孕时妈咪的食欲会变大，所以产后要控制食欲会比较困难。新鲜蔬果可以增加饱腹感，还能预防便秘。此外，交替食用多种蔬果能摄取到不同的营养素，加快新陈代谢，避免进入减肥停滞期。

⊕ 不要怕喝水

只要没有摄取过多盐分，就不用怕水分潴留体内。此外，为了分泌足够的奶水，建议妈咪每天每千克体重摄取30毫升水（包含汤，不含咖啡及饮料），例如体重为60千克的妈咪，每天应摄取1800毫升水。

⊕ 不要吃甜食及喝饮料

糖类是合成脂肪的原料，所以不宜吃甜食或喝含糖饮料。

⊕ 注意进食顺序

先吃青菜填饱肚子，再吃五谷杂粮和鱼肉，最后喝半碗清汤（不要喝浓汤，鸡汤要去油）即可。

⊕ 细嚼慢咽

吃饱的信息传送到下丘脑的神经中枢，需要时间，所以要慢慢吃，细嚼慢咽，才能有足够的时间让神经中枢收到吃饱的信息。

⊕ 清淡、定时、定量

少油、少盐、少调味料，搭配三餐定时、定量，才是正确的减肥饮食方式。

⊕ 不要只靠节食或吃减肥药减肥

若没有正确的饮食观念，光想靠节食或吃减肥药减肥，会一直处于恶性循环中。

喝对饮料让你瘦

含有过多糖分和热量的饮料，是减肥的绊脚石之一。产后妈咪最好的饮料就是白开水，倘若无法忍受淡而无味的白开水，不妨试试以下饮料。

❄ 黑咖啡

作用：

黑咖啡含有的咖啡因，具有振奋精神、利尿的作用，有助于脂肪分解，减少脂肪囤积。只有选择无糖、未添加奶精的黑咖啡，才不会越喝越胖。

补充说明：

不宜空腹喝。此外，如果喝咖啡会心悸或胃痛，就不适合喝咖啡。

❄ 无糖绿茶

作用：

无糖绿茶所富含的多酚类，又称为自由基的清道夫，具有抗氧化、杀菌、抑制脂肪形成的作用，还可化浊去腻，帮助消化、消脂，加快新陈代谢，促进微血管循环。

补充说明：

体质虚寒、容易腹泻者不宜饮用。

❄ 豆浆

作用：

大豆富含优质植物性蛋白质，还含有大豆异黄酮，可以抑制体内脂肪和糖类的吸收，具有促进燃烧脂肪的作用。

补充说明：

选无糖豆浆才有利于减肥。

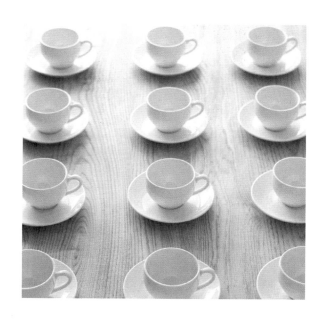

❄ 果醋（如苹果醋、梅子醋等）

作用：

果醋为碱性饮品，具有杀菌作用，还可改善酸性体质。果醋含微量矿物质、氨基酸，能促进体内糖类代谢，消耗体内过多脂肪。

补充说明：

与其他饮品相比，果醋更有益于人体健康，有助于减肥。易胃痛者不适合饮用果醋。

·小贴士·

哺乳妈咪在喝饮料时，需喝温热的，不能喝凉的，否则宝宝可能会拉肚子。

减肥时能不能吃淀粉类食物

食用适量淀粉更能有效控制体重。但是很多人认为淀粉是肥胖的祸首。但就目前的研究显示，食用适量淀粉的人更能有效控制体重。

身体脂肪的燃烧需要淀粉（糖类）来协助，也就是说，适量摄取淀粉可以帮助燃烧体内脂肪。减肥期间，建议每天食用五谷杂粮。

错误观念让你变成面包超人

◉ 错误观念1：吃苏打饼干不会胖

很多人认为薄薄一片苏打饼干，热量很低，因此常常在下午茶时间吃好几片苏打饼干。因为3片苏打饼干相当于1/4碗米饭的热量，加上苏打饼干的含油量高，所以过量食用苏打饼干会导致肥胖。

◉ 错误观念2：小小一块面包的热量应该不高

在制作面包的过程中，一般都会添加糖或奶油，才能做出香喷喷的松软面包。尤其是菠萝面包、奶油面包或各种有馅的面包，热量一般都很高，因此想减肥的妈咪一定要少吃这类面包。

偶尔嘴馋，不妨挑选制作过程简单的杂粮面包、五谷面包或小麦面包，尽量不选择有馅的面包。如果吃了一块面包，在稍后吃晚餐或午餐时，就得少吃半碗饭，或增加一小时的有氧运动，这样才不会囤积过多脂肪。

◉ 错误观念3：午餐时吃得少，晚餐时可以多吃一点

大部分人晚餐时会吃得比较多。但是由于晚上活动量比较低，代谢比较慢，因此晚餐应吃得清淡且少一点，才利于减轻体重。

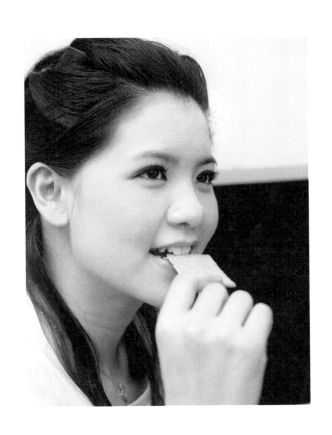

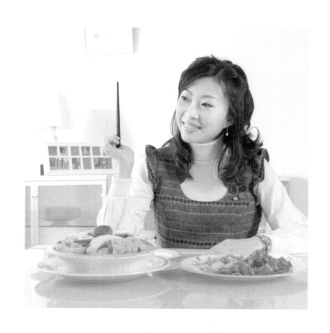

不吃淀粉，只吃肉不利于健康

适量摄取肉类可以加快人体新陈代谢。妈咪可选择脂肪含量低、富含优质蛋白质的鸡胸肉或清蒸鱼肉。肉类的消化时间较长，也有利于排出体内盐分，消除水肿。

有些人利用不吃淀粉、只吃肉类的方法来减肥。在糖分摄入不足的情况下，只依靠肉类中的蛋白质和脂肪来提供身体所需的热量。当每日摄取的碳水化合物低于100克时，身体会燃烧蛋白质和脂肪，并产生燃烧不完全的中间产物——酮体。酮体无法被身体吸收利用，当其排出体外时会带走大量水分和离子。

许多上班族妈咪下班回到家时已经快八点，不论是点外卖还是自己做饭，吃完饭可能都已经快九点，几乎等于吃夜宵。因此建议上班族妈咪在下午4～5点时，吃1个番茄，或6平匙燕麦片（燕麦片的纤维多且容易让人有饱腹感）。回家后，不要再摄取淀粉类食物，可以喝一碗鱼汤或蔬菜汤，再进行1小时的有氧运动。

只要少吃油脂就可以减肥吗

减肥绝不是少吃什么，或多吃什么。妈咪可以通过写饮食日记来了解自己每日摄取的营养及热量，再按照营养师的科学饮食规划，达到减肥目标。

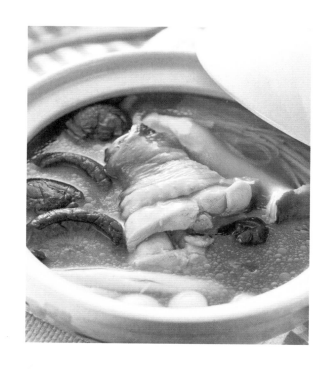

所以，这种高蛋白饮食减肥法会增加肾脏负担，甚至导致肾功能受损，还会带来许多其他不良的后果，如钙质流失可能导致骨质疏松，尿酸过高导致痛风。

因此，在减肥过程中要注意保证营养均衡。若采用只吃肉、不吃淀粉的偏激做法，可能减肥还没成功，就已经赔掉身体的健康！

菇类为蔬菜瘦身大王

深绿色蔬菜含有叶酸、维生素A、β-胡萝卜素、铁质等丰富的营养素，具有抗癌、抗氧化的功效，代表蔬菜有芥蓝、菠菜、空心菜等。与深绿色蔬菜相比，黄色蔬菜的维生素A含量较少，含有B族维生素、维生素C和钙、钾等营养素。

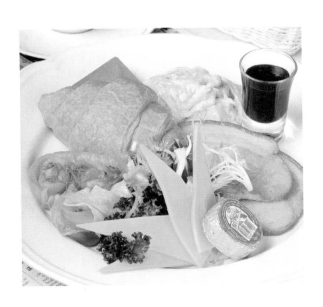

菇类兼具低热量、高纤维素、抗癌等优点于一身，是减肥瘦身的热门食物。菇类除了可减少脂肪合成、净化血液之外，还有助于将体内毒素排出体外，提高免疫力，很适合减肥的妈咪食用。

越吃越瘦的食物

想瘦身的妈咪可以多吃以下食物：

紫菜：含丰富的纤维素和矿物质，有助于排出体内废物及多余水分。

芝麻：芝麻能够降低胆固醇，同时兼具促进新陈代谢的作用。

番茄：新鲜的番茄具有利尿及消除腿部疲惫感的效果。

苹果：苹果酸能够促进妈咪的新陈代谢，而且苹果中含丰富的钙，能够预防下半身水肿。

另外，奇异果、草莓、葡萄柚等水果，都含有丰富的维生素C，有助于产后瘦身。樱桃、菇类、海带、芦笋等食物也具有瘦身作用，建议想瘦身的妈咪可以多多食用。

> **· 爱心小贴士 ·**
>
> 玉米也是越吃越瘦的食物，它含有丰富的钙、磷、硒、卵磷脂和维生素E等，有降低胆固醇的作用。

可用水果代替晚餐

现在流行的水果减肥法，既可减肥，又能达到排毒效果。有人为了减肥，晚餐只吃水果，不吃其他食物。白天工作需要体力，早餐、午餐还是不能将就，晚上因为活动量低，容易囤积脂肪，不妨用水果作为晚餐来减少热量的摄取。同时，可再搭配一些五谷饭、蔬菜，把握高纤维素、低脂与低热量的饮食原则就可避免肥胖。

究竟哪些水果有助于加速新陈代谢、帮助减肥呢？下面就列举八种水果，并说明其减肥原理。

苹果

苹果富含钙质与铁质，含有苹果酸和水溶性纤维，可代谢体内盐分和热量，具有预防便秘、清肠的作用，能帮助吸收水分，使粪便变软。

香蕉

香蕉属低脂肪、低钠的水果，但热量含量较高，可当正餐吃。

木瓜

木瓜含有的酶，有助于分解脂肪；木瓜含有的果胶可清理肠道。

葡萄柚

葡萄柚含有果酸、钾，热量低，促进新陈代谢。

番茄

番茄的热量低，所含的番茄红素具有抗氧化、降低胆固醇的作用，富含的膳食纤维，能预防便秘，清理肠道，净化血液，减少体内多余脂肪。

番石榴

番石榴的热量较低，属于高纤维素、低糖分水果，有清热、解毒、利尿、消炎的作用。

菠萝

菠萝含有的水溶性纤维、消化酶，可去腻消食，解除便秘，清肠减肥，还可利尿、解暑、解渴。

> **· 爱心小贴士 ·**
>
> 不是所有的水果都有助于减肥哦！一些高热量的水果，如杧果、西瓜、香瓜、木瓜、荔枝等，在减肥期间最好不要吃太多。

✦ 柠檬

柠檬含有的柠檬酸、苹果酸和果胶，具有安胎、止呕的作用，有助于排毒减肥。

四大瘦身误区

✦ 节食减肥

如果靠挨饿、不吃东西的方式减肥，也许可以获得短暂的瘦身效果，然而，长久下来，这样不仅会对身体造成伤害，导致营养不良等问题，而且容易反弹，反而增加身体负担，得不偿失。

✦ 减肥越快越好

有些人等不及用健康的方式慢慢瘦下来，而尝试各种减肥产品。虽然减肥产品能让人短时间内快速瘦下来，但往往也会产生副作用。

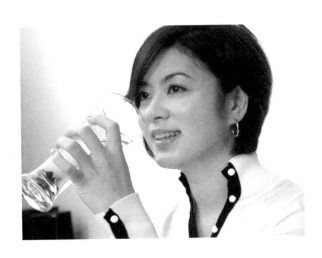

✦ 流汗可燃烧脂肪

流汗可使妈咪体内失去水分，体重减轻，看起来会比较瘦。不过要想真正消耗脂肪，还是要多运动。游泳、快走、骑脚踏车等都是不错的运动方式。要养成运动的习惯，持之以恒。

✦ 喝水会发胖

喝水会变胖的说法并不完全正确，不过也确实有人因为喝水而让身体看起来比较浮肿。为维持人体的正常生理功能，建议妈咪每日喝足量的水。

产后减肥莫急躁

建议刚生产完的妈咪别急于减肥，只有按照循序渐进的方式进行减肥，才能科学、有效地恢复身材，不易反弹。

妈咪产后3天就可以下床做一些缓和的运动。从产后三个月开始，则可以视个人身体机能的恢复情况，逐渐增加运动量。建议妈咪可以从较温和的运动做起，如游泳、快走等。等到身体机能完全恢复，再开始做较剧烈的有氧运动，如骑脚踏车等。

产后的两个月内，身体仍处于虚弱的状态，这时应避免剧烈运动，建议妈咪做一些简单的伸展体操来控制产后体重。

找到自己所需的最低卡路里

因为每个人的身体状况不同，需要负担照顾宝宝的任务轻重也不同，所以每个人每天所需的热量也不同。减肥妈咪在保证营养均衡的前提下，不妨参考下表列出的不同活动强度所对应的每日饮食建议。

活动强度	低	适中	高	备注
参考职业	电话营销人员、客服人员、银行柜台人员等	一般内勤上班族、生产线工作人员等	送货员、体力劳动者等	仍在哺乳的妈咪需再增加热量摄取
热量（卡）	1550	2050	2300	500

喂母乳也能瘦身

哺乳期间，妈咪补充了较多的蛋白质和其他营养素。不过别担心，在宝宝吸吮母乳的过程中，妈咪消耗的热量也相对增加，子宫收缩，小腹也将变得平坦一些。

有些妈咪爱吃汉堡、面包等热量高的食物，但是这些食物对妈咪的健康及乳汁的分泌没有一点作用。如果妈咪平时能够多吃富含矿物质、蛋白质的食物，而非热量高且难以消化的油炸食物或糖分高的食物，乳汁的分泌会比较充足。

因此，产后妈咪只要将饮食控制好，再加上哺喂母乳，并不容易发胖。持续哺喂母乳的妈咪，基本上只需要保证营养均衡，不必特别执行减肥计划，体重就能够渐渐减轻。

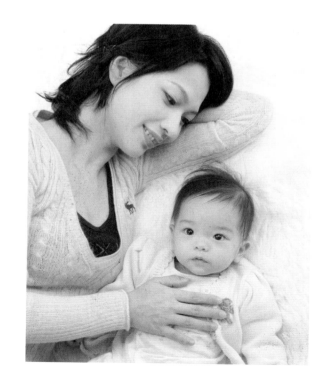

养成轻盈度日的习惯

减肥者的运动必须包括有氧运动及适度的无氧运动。减肥初期每天可进行30分钟的有氧运动来促使脂肪燃烧，之后再慢慢加入无氧运动。此阶段是以增加肌肉的方式来预防减肥者新陈代谢率下降，从而避免体重反弹。下面列出有氧与无氧运动的方案，供妈咪们参考。

◉ 适合减肥妈咪的有氧运动

适合减肥妈咪的有氧运动包括快走、慢跑、骑脚踏车、跳有氧舞蹈等。

◉ 适合减肥妈咪的无氧运动

适合减肥妈咪的无氧运动包括短跑、仰卧起坐等。

◉ 其他运动

属于塑身类运动的收腹、瘦臂或锻炼手部肌肉等，也是无氧运动。

产后妈咪没时间运动怎么办

很多产后妈咪认为需要哺乳，无法控制饮食，而且平日里需要照顾孩子，没时间运动，这

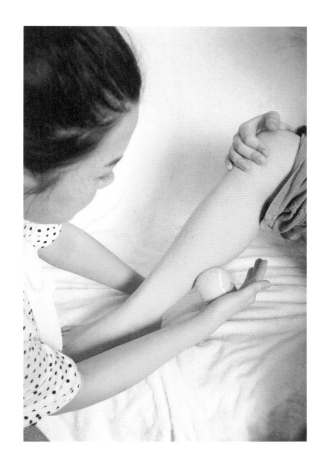

种观念存在偏差。无论产后妈咪用哪一种方式来瘦身，控制热量摄取和进行燃脂运动都是必要的。

有条件的肥胖妈咪，也可以寻求专业减肥医疗机构的帮助。毕竟越早行动，才有可能越早实现减肥的目标。

许多妈咪不了解自身体质状况，随意使用市售减肥产品，产生许多副作用，如头晕、呕吐、皮肤过敏等问题。

因此，妈咪在吃任何减肥药物之前，都要依照医师处方，千万不要自行从药店或网络购买，否则轻则无效，重则伤身，实在得不偿失。

> **· 小贴士 ·**
>
> 爱美是人之天性，但若因为追求美而影响健康，就得不偿失了。

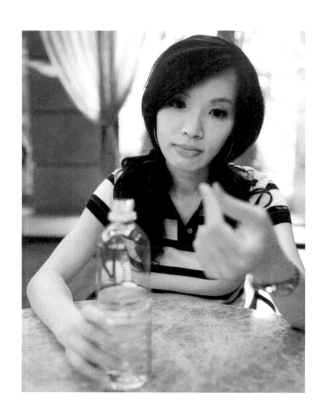

小心减肥药伤身

事实上，为了让使用者在短时间内见到效果，许多减肥商品中都含有利尿剂。在使用初期，妈咪们会感觉效果很好，除了体重在短时间内减轻以外，同时也消除了水肿的问题。但是到了减肥中期，就会开始进入减肥停滞期。许多妈咪没有了信心，减肥的毅力也随着时间的推移而逐渐消失，出现体重反弹的情况。

减肥避免 YOYO 效应

YOYO效应（yoyo effect，溜溜球效应）主要是形容一些想减肥的妈咪一直在减肥与反弹中不断循环，就如同玩溜溜球般上下来回的模式。

之所以会造成YOYO效应，多半是因为妈咪选错了减肥方法。例如用节食减肥法，由于减掉的是肌肉而非脂肪，基础代谢率也会跟着降低，因此减肥效果不易持续。

此外，没有恒心和毅力，更是造成YOYO效应的主要原因。要想彻底解决这个问题，建议妈咪从多运动和改变饮食习惯做起。

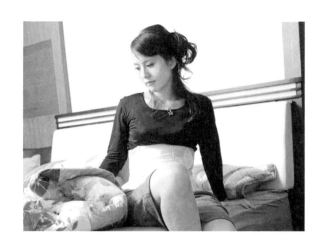

顺产者使用束腹带可瘦小腹吗

顺产的妈咪在使用束腹带时，由于可将腰腹的赘肉束紧，因此身体的曲线看起来会比较苗条。不过妈咪如果以为只要将小腹束住，就能马上达到瘦小腹的效果，那可就大错特错了。

一个气球被撑开、变大，乃是失去弹性的缘故，产后妈咪腹部的恢复也是如此。人体腹部有许多腹直肌，如果腹直肌比较结实，腹部就会比较紧实、平坦。而要让腹直肌恢复弹性，除了运动以外，没有更好的方法了。对产后妈咪而言，瘦小腹的确不易，一是因为要让骨盆器官、韧带、筋膜恢复到原有的位置和弹性需要一段时间；二是因为唯有通过运动燃烧脂肪、强化肌肉，才能达到瘦身的目的。还请妈咪保持耐心，拟定适合的运动计划吧！

测量腰围三步骤

妈咪们想要了解自己的腰围是否合乎标准，首先要知道如何测量自己的腰围，下面介绍测量腰围的三个步骤。

⚘ 步骤1：

将腰部的衣物脱去，然后双手自然下垂，轻松站立。

⚘ 步骤2：

将皮尺绕过腰部，调整高度，使皮尺的位置正好位于肋骨下缘，同时注意让皮尺保持水平，并让皮尺轻贴腰部，不挤压皮肤。

⚘ 步骤3：

保持正常呼吸，在吐气结束时，量取腰围。

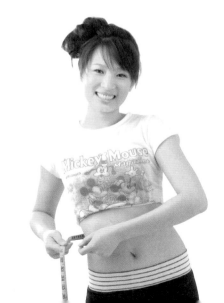

产后腰围变粗的原因

30岁以后的女性腰围变粗的主要原因有两方面：

❶ 脂肪容易堆积。

❷ 腹部肌肉松弛。

生产过的妈咪，腹部肌肉比一般女性松弛，再加上没有规律的运动，就很难恢复到产前的紧实状态。

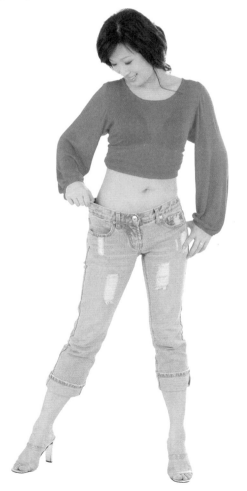

四大瘦身选择

✽ 控制饮食

产后饮食应以高蛋白、低脂肪、低糖为主，荤素搭配，多吃新鲜水果和蔬菜。不要过度补充营养，以免造成脂肪堆积。不要过多吃甜食和高脂肪食物，可多吃瘦肉、豆制品、鱼、蛋、蔬菜、水果等，这样既能满足身体对蛋白质、矿物质、维生素的需要，又可防止肥胖。

✽ 高科技减肥

一些高科技的美容仪器，可以促进血液循环和脂肪代谢、刺激胶原蛋白再生。必须由专业医师实施此种方法，才能达到理想的效果。

✽ 穴位埋线

穴位埋线是将可吸收线埋在皮下的穴道中，持续给予穴道刺激来达到减肥的目的。但是有些人会对埋入体内的线过敏或出现吸收不良，还有一部分人甚至会出现伤口色素沉着的现象。必须注意可吸收线一旦埋进体内，就无法再取出来，所以想要做穴位埋线的妈咪应三思而后行。

✽ 针灸瘦身

中医师会依照产后妈咪具体的身体状况给予瘦身针灸治疗。一定要选择有医师执照的中医师，这样才能保障妈咪的安全。针灸瘦身具有想瘦哪里就瘦哪里的特点，减肥效果明显。

把握产后瘦身时机

通常我们把产后半年称为产后瘦身黄金期，有下面两个原因：

◉ 产后瘦身高峰期落在产后第三个月

据统计，新妈咪在产后三个月内，体重减轻最多，之后体重则以缓慢而稳定的速度持续下降。若是太晚开始瘦身，可能会使体内的脂肪趋于平衡，使瘦身的难度增加。

◉ 趁意志力强的时候瘦身，效果显著

减肥是一项极需要意志力的工作，时间久了，体内脂肪可能变得厚实，不易消减，自然影响减肥效果，人的意志力也会削弱。

顺产妈咪可以在产后等到恶露排完、身体基本恢复后再开始瘦身，通常在产后3个月；建议剖宫产的妈咪等到产后4个月，身体、精力皆已恢复，再开始减肥计划。

产后瘦身黄金期为产后6个月内，因为这段时间妈咪的新陈代谢率高，所以减肥的效果会比较好。妈咪最好能在产后12个月内恢复身材。过了这段时间再减肥就会比较辛苦。妈咪必须具备

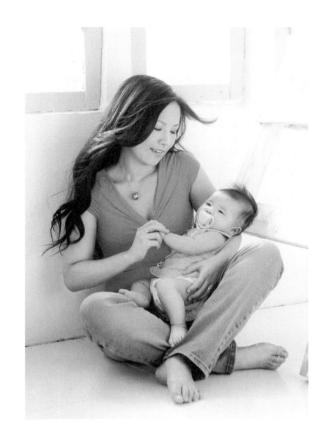

更强的毅力和恒心，并且选对方法，才能达到减肥的目的。

·爱心小贴士·

喂母乳跟瘦身有什么关系呢？在宝宝吸吮母乳的过程中，妈咪可以消耗许多热量，子宫收缩，小腹会变得平坦一些。

塑身衣穿出好身材

❂ 法则1：选购时间

针对产后妈咪的塑身衣，不管是量身定做还是直接购买成衣，产后再决定尺寸（量身）才是最佳时机。

❂ 法则2：选购样式

在选购塑身内衣时，有两个重点要考虑，其一是要合身，其二是最好选择连身款式。因为连身款式的塑身内衣不会像分节式内衣出现赘肉的窘态。

❂ 法则3：选购材质

最好选购有弹性、吸汗、透气的塑身内衣。

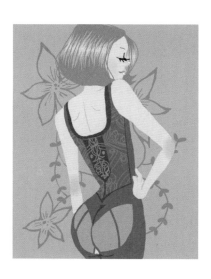

❂ 法则4：产品功能

塑身内衣不仅能改变妈咪产后的身形，同时还可以修饰体态。

❂ 法则5：穿衣步骤

塑身衣是一种功能性塑身产品，因此，若想让产品起到更好的作用，妈咪一定要学会正确的穿衣方法，才能达到事半功倍的效果。

瘦身保健品大集合

❂ 甲壳素

甲壳素具有溶解与吸附油脂、降低胆固醇的作用。又因为它几乎不被肠胃消化，可阻止油脂吸收，还可促进排便，所以它又具有减肥的作用。

❂ 大豆肽与鱼皮肽

由3～8个氨基酸组成的大豆肽与鱼皮肽，可减少妈咪对热量的摄取。

❂ 藤黄果提取物

藤黄果提取物是从一种类似柑橘的果实中萃取出来的成分，它能参与体内糖脂的代谢，有效消耗热量，还能增加饱腹感。

❋ 白芸豆提取物

白芸豆提取物可参与糖类的代谢，有效减少热量的摄取。

❋ 酵母铬

铬为人体必需的微量元素，可促进体内糖类与脂肪的代谢，起到燃烧脂肪的作用。

❋ 维生素C

维生素C堪称强力抗氧化剂，参与体内氧化还原反应和脂类代谢，增加能量消耗，减少脂肪堆积。如果与甲壳素一起服用，可以有效提升甲壳素吸附油脂的能力。

❋ 服用瘦身保健品的注意事项

❶ 餐前10～30分钟服用，效果最佳。

❷ 服用含有以上成分的产品时，每日应多喝水，而且要避免与脂溶性维生素等油溶性或油性物质一起食用，否则可能会降低效果。

❸ 若是长期服用，应适量补充复合维生素与矿物质，才能避免营养素缺乏。

想瘦身不能只吃保健食品

产后妈咪服用保健食品虽然可以强化减肥的效果，但如果没有控制饮食，也没有多做运动，

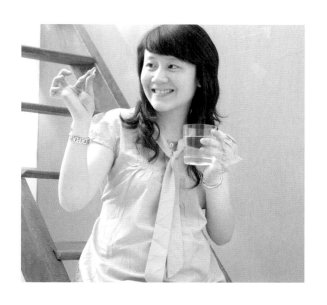

其实并不容易瘦下来。

必须改变原来的生活习惯，如尽量少吃高热量食物，晚上再饿也不贪食。因为晚上最容易囤积热量，造成肥胖。运动虽好，但是千万不能因为在运动之后感到疲劳饥饿，又忍不住大吃大喝起来，否则就可能越运动越胖。想要减肥成功，就从现在开始努力吧！

> ·爱心小贴士·
>
> 妈妈要尽量吃天然食品，不吃或少吃人工合成及加工的食品。因为这些食品中加入了很多的色素等食品添加剂，不仅没有营养，增加肝肾负担，而且热量高，不利于减肥。

产后瘦身妙法

产后锻炼注意事项

✦ 运动量适宜

产后妈咪进行适当运动可以促进血液循环，增加热量消耗，防止早衰，恢复生育前原有的女性美。但要注意运动时间不宜过长，运动量不可过大。

妈咪要根据个人的体质情况逐渐延长运动时间，适当增加运动量，逐步从室内走向户外。运动形式可选择散步、快步走、保健操等，动作幅度不要太大，用力不要过猛，要循序渐进，量力而行。

✦ 锻炼开始的时间

阴道或会阴部有伤口的新妈咪，在伤口愈合之前不宜进行影响盆底组织恢复的运动，应从轻微的活动开始，逐步进行运动。

✦ 锻炼形式

如果妈咪采用阴道分娩，可以尝试双膝并拢，摇动骨盆。如果已适应了这种锻炼方式，再试着到户外缓慢散步，逐渐延长散步的时间。

当妈咪感觉身体能够承受这样的运动量时，在医生的允许下，可以选择安全的健身项目，逐步加大运动量，千万不要太勉强或过于劳累，以自己精神愉快、不过度疲劳为限。

适合产后进行的健身运动有散步、骑脚踏车、游泳、健身操等。运动前应先排空膀胱，也可系上束腹带后再进行运动，不要在饭前或饭后1小时内运动。运动出汗后，要及时补充水分。每天早晚各做1次运动，至少持续两个月，时间由短渐长。

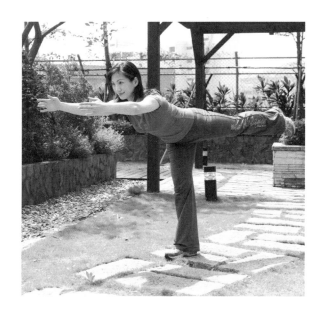

产后开始锻炼的时间

曾经有学者建议学习欧美国家的习惯，废除坐月子，产后尽早运动，尽早恢复正常饮食。但从我国的传统习惯来看，新妈妈仍需要有近一个月的休养时间，同时提倡用科学合理的方法调整产后生活。产后运动应采取强度适当、循序渐进和动静交替的原则。

产后适当进行体育锻炼，能促进子宫收缩与复旧，帮助腹部肌肉、盆底肌肉恢复张力，保持健康的形体，有利于身心健康。

顺产产后12～24小时新妈咪就可以坐起，下地进行简单活动。生产24小时后就可以进行简单的锻炼。顺产妈咪根据自己的身体条件，可以逐步进行俯卧运动、仰卧屈腿、仰卧起坐、仰卧抬腿，以及肛门、会阴部、臀部肌肉的收缩运动。

上述运动简单易行，可以根据自己的身体情况决定运动时间和次数。注意不要过度劳累，开始时每次锻炼15分钟为宜，每天1～2次。

> **·爱心小贴士·**
>
> 新妈咪每天用半小时或一个小时在家与宝宝一起做运动，可以与以前的疲惫不堪说再见，身体会逐渐强壮起来，感觉神清气爽。

产后塑身运动

✳ 背部后压运动

❶ 上半身靠墙站好，脚后跟与墙面约半个脚掌的距离。

❷ 吸气预备，吐气时背部用力贴住墙壁。

❸ 吸气，腹部慢慢放松，重复数次。

解析：

此动作可训练上、下腹部肌肉，适合产后初期、腹部尚无法用力的妈咪，也可躺在运动垫上做。

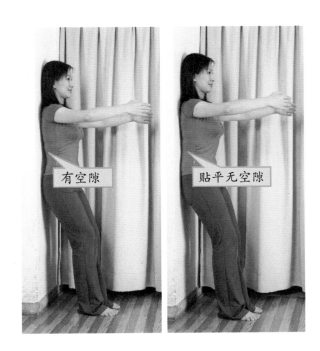

有空隙　　　贴平无空隙

❋ 改良式仰卧起坐

❶ 双腿屈膝平躺于运动垫上，双手可垂直举起，也可自然垂放于身体两侧。

❷ 吸气预备，吐气时抬起上半身到肩胛骨位置。

❸ 吸气，放松回到❶的位置。

解析：

此动作可锻炼上腹部，与传统的仰卧起坐相比，改良式仰卧起坐的运动范围较小，也适合背痛的人做。

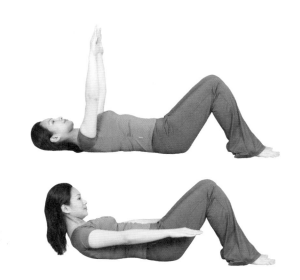

❋ 骨盆运动

❶ 平躺于运动垫上，膝盖弯曲悬在半空中。

❷ 吸气预备，吐气时提起骨盆，双膝往脸的方向靠近。

❸ 吸气，放松回到❶的位置。

解析：

此动作可锻炼下腹部。

❋ 单腿抬起放下运动

❶ 平躺于运动垫上，左腿膝盖弯曲，右腿慢慢往上抬向天花板（视个人情况决定抬起高度）。

❷ 慢慢往下放右脚，在快要碰到地板时停住。

❸ 放松回到❶的位置，重复数次后，换右腿膝盖弯曲，左腿抬起放下。

解析：

适应上述运动后，可进行难度较高的双腿抬起与放下运动，这种运动属于强度较大的腹部运动，背痛者不适合做。

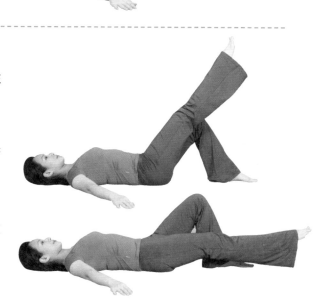

◉ 双腿抬起放下

❶ 平躺于运动垫上，双腿并拢，朝天花板伸直（视个人情况决定抬起角度，不必过于勉强）。

❷ 双腿慢慢往地板方向放，直到下半身与水平线成45度角。

❸ 放松回到❶的位置，重复数次。

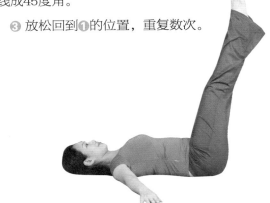

◉ 回形针式

❶ 坐在运动垫上，双腿伸直，双手举起与腿平行。

❷ 吐气，慢慢往前伸展，宛如回形针般，肚子也要往内缩紧。

❸ 放松身体，再回到❶的位置，重复数次。

解析：

此动作的重点在于手与肩膀要平行，身体从侧面看像拉长的"C型"弧线，注意不可驼背。此动作可锻炼整个腹部。

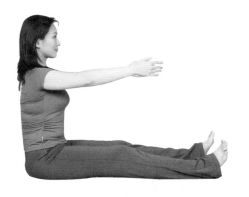

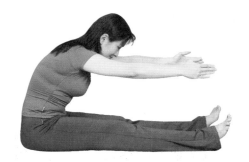

> **· 小贴士 ·**
>
> 若妈咪感觉背痛，一定要先请教专业的医师或治疗师后才能做运动。不管是什么动作，建议刚开始的运动强度应在自己的身体能够承受的范围内，之后再慢慢增加运动强度。

产后瘦身运动

腹式呼吸运动

目的：

收缩腹肌。

做法：

平躺，嘴巴紧闭，用鼻子深吸气，使腹部

凸起后，缓慢地吐气，并松弛腹部，反复进行5～10次。

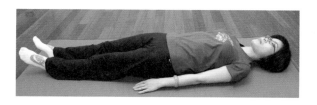

胸部运动

目的：

使乳房恢复弹性，预防乳房松弛及下垂。

做法：

❶ 身体平躺，将双手平放于身体两侧。

❷ 将双手向上举直。

❸ 将双臂向左右平放伸直。

❹ 接着双手上举至两手掌极为接近（不必硬要碰到）的程度。双臂向头部方向平放伸直。

❺ 最后双臂回到前胸，再回到动作❶，如此重复5～10次。

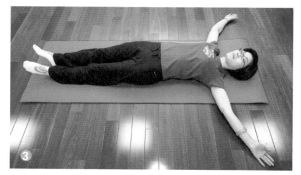

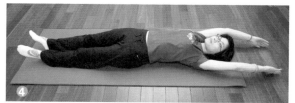

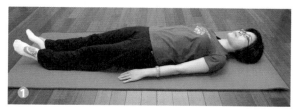

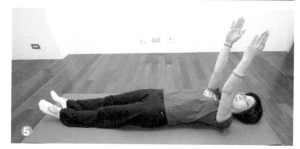

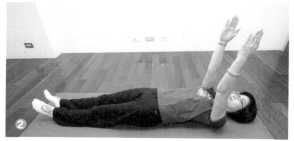

❀ 腿部运动

目的：

促进子宫及腹肌收缩，使双腿恢复匀称曲线。

做法：

❶ 平躺，将双手平放于身体两侧。

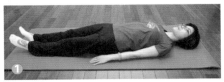

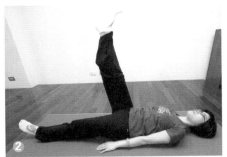

❷ 将右腿抬高至垂直角度（尽量做即可，不必勉强），伸直脚底板，尽量不要弯曲膝盖。

❸ 将腿慢慢放下。

❹ 左右交替，相同动作重复5~10次。

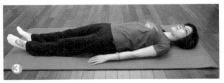

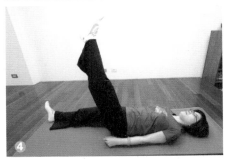

❀ 臀部运动

目的：

收紧臀部和大腿肌肉。

做法：

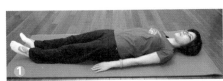

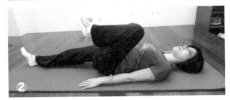

❶ 平躺，将双手平放于身体两侧。

❷ 将左腿屈起，大腿靠近腹部。

❸ 将屈起的左腿伸直并放下。

❹ 左右交替，相同动作重复5~10次。

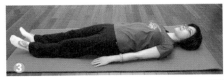

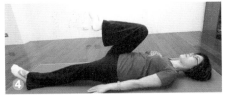

✳ 举脚运动

目的：

使腹部紧致平坦。

做法：

❶ 平躺，将双手平放于身体两侧。

❷ 膝盖弯曲成90度直角，并保持此动作10秒，然后再放下。

❸ 重复动作5～10次。

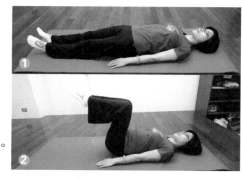

✳ 紧实大腿运动

目的：

修饰臀部和大腿的曲线。

做法：

❶ 身体侧躺（可在头下方垫上毛巾或枕头，

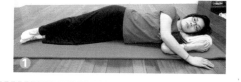

姿势舒适即可）。

❷ 将上方的腿伸直，抬高约45度。

❸ 上下运动5～10次，再换另一边做。

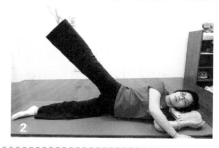

✳ 肌肉力量训练运动

目的：

强化肩、腰、臀部的肌肉耐受力。

做法：

❶ 双腿采取跪姿，脸往前看，双手支撑于地板上。

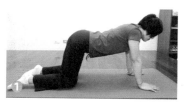

❷ 将右腿缓缓向后上方抬高，同时左手向前伸直。

❸ 重复数次后再换另一边做（即伸直左腿及右手）。

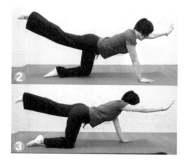

❋ 凯格尔运动（一）

目的：

训练骨盆底肌群，使阴道肌肉收缩，可预防子宫、膀胱、阴道下垂。

做法：

❶ 平躺，双膝弯曲，两膝之间夹着球或毛巾卷。

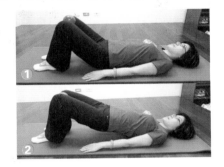

❷ 抬高臀部，配合缩肛运动。

❸ 抬高臀部，抬高单脚，配合缩肛运动。

❹ 双手抱胸，抬高臀部，抬高单脚，配合缩肛运动。

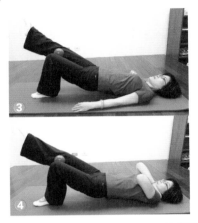

❋ 凯格尔运动（二）

目的：

训练骨盆底的肌肉，减少尿失禁的情形发生。

做法：

❶ 收缩骨盆底肌肉，就像平时解小便，中途忽然憋住的动作。

❷ 持续收缩10秒，接着再放松10秒。此动作随时随地都可以进行，不受姿势限制。

❋ 瑜伽球辅助运动

目的：

促进臀部和大腿的肌肉收缩。

做法：

❶ 平躺，双手放在身体两侧，双膝弯曲，双脚轻放于瑜伽球上。

❷ 抬高臀部。

❸ 双脚仍轻靠在瑜伽球上，双手抱胸，臀部抬高。

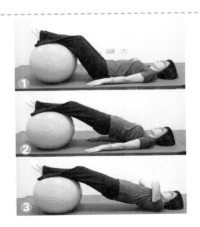

产后保健运动

❀ 收缩骨盆底肌

❶ 脚尖朝前，双脚打开，宽度比肩膀略宽，双手叉腰。

❷ 先把耻骨向上移动，骨盆向前转动，再把耻骨向下移动，骨盆向后转动。

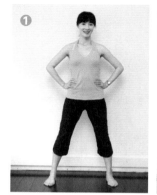
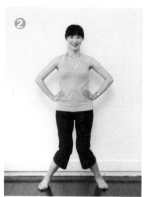

❀ 瘦腰

❶ 两脚打开与肩同宽，右手上举。

❷ 左手轻碰左腿膝盖窝，右手贴耳，按如图动作，保持约3秒。

❸ 恢复直立姿势，换另一边做相同动作，也保持3秒。

注意事项：

妈咪的伸手动作只需尽量贴耳即可，以免造成运动性伤害。

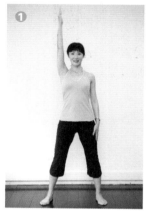
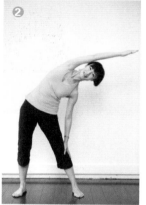
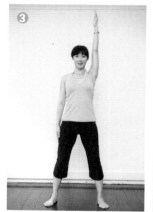
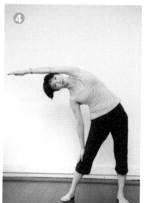

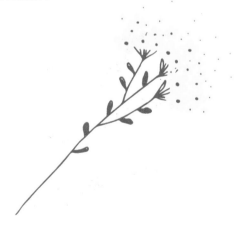

✳ 收缩手臂肌肉

❶ 双手平行抬高至与肩同宽，五指用力张开。

❷ 双手高度不变，手指并拢往下压。

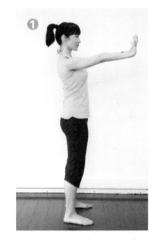
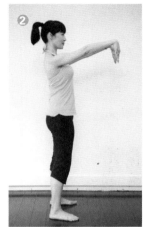

✳ 收缩大腿和臀部肌肉

❶ 双腿张开，与肩同宽，双手叉腰。

❷ 身体往下蹲，保持重心稳定，臀部夹紧，大腿用力（类似蹲马步）。

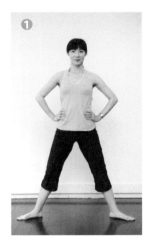
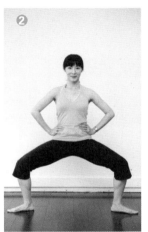

✳ 收缩与放松腹部肌肉

❶ 腹部放松（呈大肚状态），双手叉腰。

❷ 腹部收缩（肚子往内凹），轻轻转动骨盆。

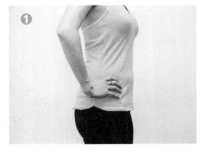
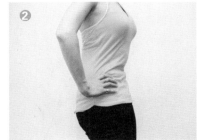

❋ 收腰

① 站立，双手自然平放。

② 沿顺时针方向转动骨盆，按右→后→左→前的顺序。

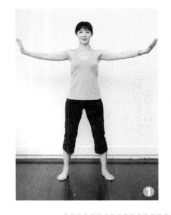

右 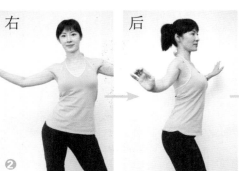 后 左 前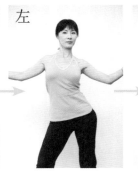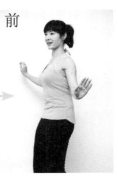

❋ 挺胸

① 跪坐，左手在上，右手在下，于后背交叉并握住。

② 若妈咪双手无法互相碰触，也可以一手摸腰，另一手摸肩胛骨下方。

③ 吸气6秒后换另一侧做相同动作。

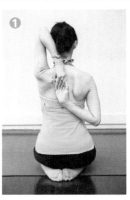
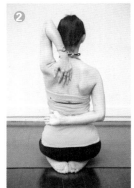
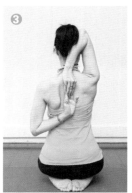
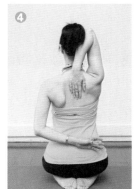

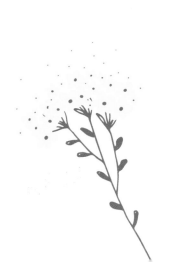

✺ 瘦腰提臀

❶ 采取跪姿，视线往前方看。

❷ 膝盖尽量靠向额头，身体向上弓起，腹部收缩。

❸ 脚往后伸展，臀部及腿部用力，腹部收缩，脊椎伸直。

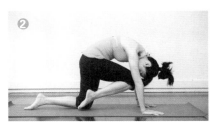

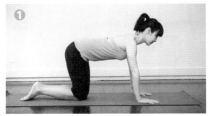

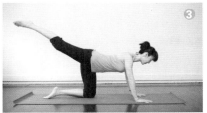

✺ 瘦腹

❶ 平躺，膝盖微弯。腹部收缩，腰部勿留空隙。

❷ 手往上延伸，脚部收缩，腰部记得勿留空隙。

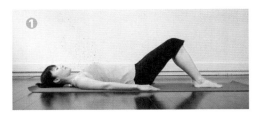

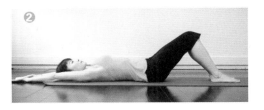

✺ 伸展侧腰

❶ 平躺，双手张开，掌心朝上。

❷ 身体侧弯，右膝盖靠近左手肘（手位置不变），头转向另一边。

❸ 吸气、吐气4次后，换另一边做相同动作。

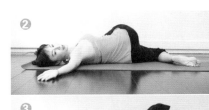

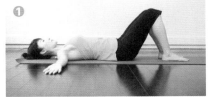

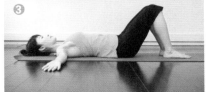

妈咪产后轻松瘦身操

⊛ 吐纳

❶ 抬头吸气。低头，拱背吐气。

❷ 姿势回正并吸气。

作用：

吐纳能帮助产后妈咪放松心情，缓解照顾新生儿的压力，并且使全身肌肉放松。

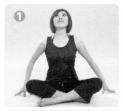
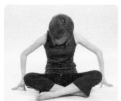
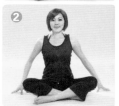

⊛ 伸展1

❶ 坐立，左腿与右腿约成90度，左脚打直，脚背下压。右腿膝盖弯曲，脚底板贴着左大腿内侧。

❷ 脸面向左侧，左手向左脚脚背下压，停30秒后回正。换另一边做相同动作。

作用：

伸展拉筋动作不仅可塑造腰部线条，同时也能伸展颈部肌肉。

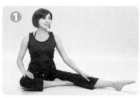
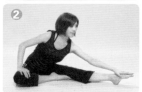

⊛ 伸展2

❶ 盘起双腿，右手手臂向左边压。

❷ 左手向上弯曲，左手手肘紧靠右手手臂，并往前轻压。

❸ 在进行动作❷之后，身体慢慢向左侧弯，注意保持两边肩膀平行。

作用：

伸展拉筋动作不仅可塑造腰部线条，同时能紧实手臂肌肉，告别蝴蝶袖。

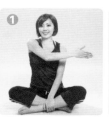
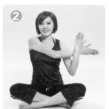
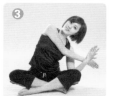

✺ 肌力训练 1

❶ 左膝弯曲，臀部不要坐在腿上，右腿往后微弯，弯曲的左膝尽量朝前。

❷ 双手手臂伸直撑地，头向后仰，之后换另一边进行。

作用：

此动作能训练大腿肌肉与背部肌肉，还可以修饰颈部线条。

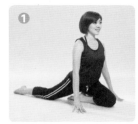
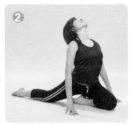

✺ 肌力训练 2

❶ 坐立，双脚打开与肩同宽，并弯曲。手臂微弯，撑住身体，肩膀放松。

❷ 身体向后倾，手臂再弯曲一些，利用腹部的力量撑住身体。

❸ 双脚慢慢离地，手臂再向下弯曲一些，使双脚与肩高度一致。

作用：

此动作能训练腹部肌肉与手臂肌肉。

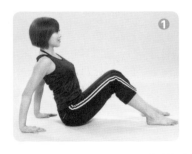
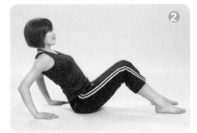
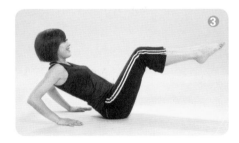

✺ 普拉提

❶ 坐立，左脚贴地向后弯曲，右膝朝前成90度弯曲。

❷ 身体与脸同时向右侧旋转。

作用：

此动作能修饰腰部、腿部与颈部线条。

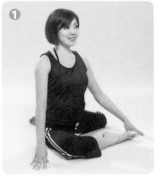
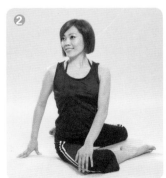

妈咪产后七日操

❋ 呼吸放轻松（第1～7天）

舒缓紧张情绪，使身心平静。

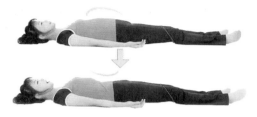

❋ 美胸UP UP（第2～7天）

美化胸型，避免胸部松弛、下垂。

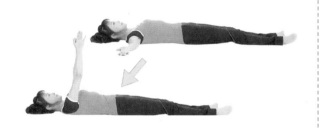

❋ 脚尖画圈圈（第2～7天）

改善下肢末梢血液循环。

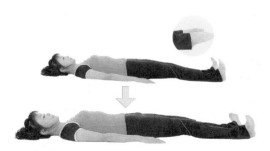

❋ 活动肩颈（第3～7天）

活动筋骨，缓解酸痛。

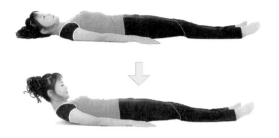

❋ 小麻花转（第3～7天）

放松腰部肌肉，减轻背痛。

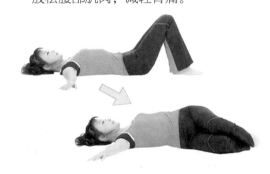

❋ 大麻花转（第4～7天）

小麻花转的进阶动作，可放松腰部肌肉，减轻背痛。

❋ 扩胸拍拍拍（第4~7天）

促进血液循环，增加胸肌活力。

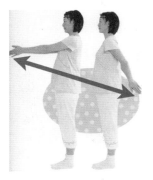

❋ 紧实瘦腿操（第5~7天）

促进下腹肌肉收缩及下肢血液回流。

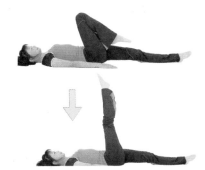

❋ 抬臀运动（第5~7天）

帮助骨盆肌肉及子宫收缩、复原。

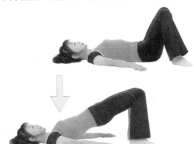

❋ 提腿美臀操（第6~7天）

美化臀部和腿部线条，改善平衡能力。

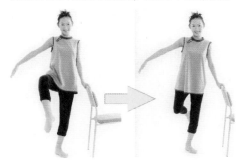

❋ 全身伸展操 （第6~7天）

增加动作协调性，为以后的塑身运动做准备。

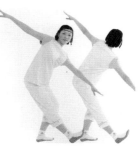

运动建议：

❶ 建议每日早晚各做1次以上动作，每种动作重复5~10次。

❷ 依个人情况量力而行。

❸ 若有不适，立刻停止并休息。

> ·爱心小贴士·
>
> 建议刚生产完的妈咪别急着减肥，应按照循序渐进的方式进行减肥，这样才能健康、有效地恢复身材。

局部瘦身运动

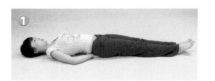

❋ 平躺抬腿（收腹）

步骤：

❶ 平躺于铺着垫子的硬床或地板上（以下简略为地板上），双手置于臀部下方，双腿并拢。

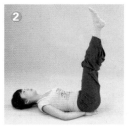

❷ 利用腹部力量将双腿往上抬起，只要抬至可承受的高度即可。

❸ 将双腿放下，但不接触地面，离地面约10厘米，停留3～5秒。

❹ 重复此动作15次。

> · 小贴士 ·
>
> 在进行步骤❷时，双腿可以不用抬至90度，只要有抬起的动作即可，且不需停留，因步骤❷是进行步骤❸的借力动作。

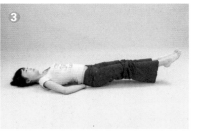

❋ 侧躺抬腿（瘦腰）

步骤：

❶ 侧躺于床上，右手伸直置于右耳下，左手在胸前作为支撑。

❷ 左腿往上抬起，抬至可承受的高度，停留3～5秒。

❸ 左腿放下。

❹ 反复此动作15次后换右腿，右侧同样进行15次。

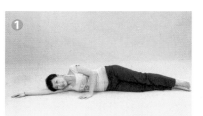

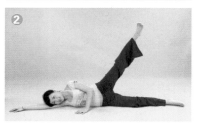

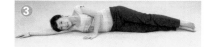

✳ 侧躺抬上身（瘦腰）

步骤：

❶ 左侧躺于地板上，双手抱头。

❷ 用力将上半身带离地面至可承受的位置，停留3~5秒。

❸ 恢复到起始动作。

❹ 重复此动作15次后换右侧，右侧同样进行15次。

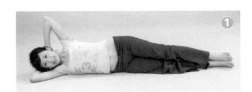

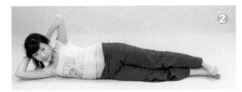

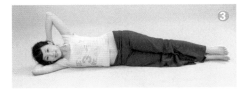

> **· 小贴士 ·**
>
> 此动作为进阶动作，做时可能会发现不好施力，这属于正常现象。

✳ 站立侧抬腿（瘦大腿外侧）

步骤：

❶ 站立，双手叉腰（双手也可扶住能维持平衡的家具）。

❷ 将右腿向外侧上抬，抬至可承受的高度，停留3~5秒。

❸ 右腿放下。

❹ 换左腿重复相同动作，双腿做完算1次。

❺ 反复此动作15次。

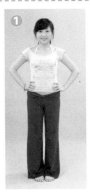
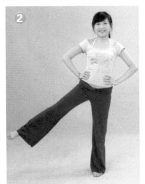
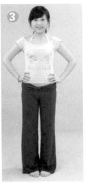
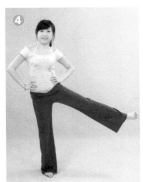

> **· 小贴士 ·**
>
> 进行这个动作时，上半身容易因为抬起的腿而偏斜，要尽量让上半身保持直立（与地面垂直），才能达到效果。可以的话，最好对着镜子练习，以矫正自己的姿势。

❂ 坐姿，腿并拢（瘦大腿内侧）

步骤：

❶ 选一张稳固的椅子，坐下，双腿并拢。

❷ 将膝盖用力靠紧，可感觉大腿内侧用力。

❸ 坚持约1分钟，可重复3~5次。想做时就可以做，但每回的次数需多于3次。

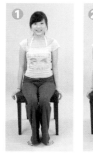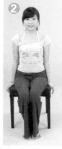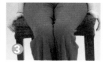

❂ 站立，脚后踢（瘦臀）

步骤：

❶ 站立，双手叉腰（双手也可扶住能维持平衡的家具）。

❷ 往后抬左腿，抬至感觉臀部受挤压的位置，停留3~5秒。

❸ 放下左腿。

❹ 换右腿重复相同动作，双腿做完算1次。

❺ 反复此动作15次。

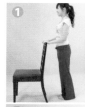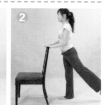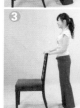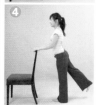

❂ 跪姿，腿后抬（瘦臀）

步骤：

❶ 趴跪于平坦的地面。

❷ 往后抬起左腿，抬至感觉臀部受挤压的位置，停留3~5秒。

❸ 放下左腿。

❹ 换右腿重复相同动作，双腿做完算1次。

❺ 反复此动作15次。

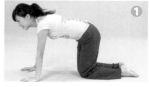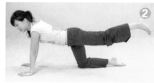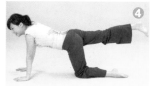

> **· 小贴士 ·**
>
> 做这个动作时，建议手臂与大腿皆和地面成90度，比较省力。

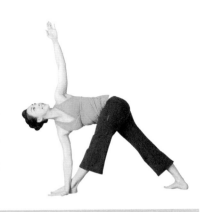

美体瑜伽四式

　　瑜伽风潮始终不减，想要通过瑜伽美体健身的人越来越多。然而，有的人没有持续且正确地练习，也不懂得使用替代动作，以至于不但没有收到应有的效果，还会因为急躁让自己受伤。要想做好每个瑜伽动作，需要许多条件配合：身体必须准备好，还得考虑自己身体的承受极限，适度练习。

◉ 全身紧实第1招：侧三角扭转式

　　❶ 双脚前后站立，后脚向外转45度，两脚脚跟在同一条线上，摆正骨盆，身体保持向前，吸气，右手上举拉长脊椎。

　　❷ 吐气，身体向下，眼睛向下看，背部挺直，右手放在左脚外侧，贴住地面，吸气，同时向上且向左扭转上半身。

　　❸ 吸气，左手往上延伸，视线跟着手的方向向上看，注意骨盆不要一边高、一边低，腹部用力内收。一边做完再做另一边。

辅具动作

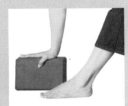

　　通常肌腱比较紧绷的人，手无法平贴地面，这时就可以用瑜伽砖辅助，以免肌肉因过度用力而受伤。

常见的错误动作

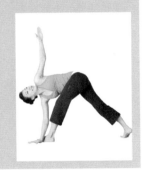

　　背部没有伸直，骨盆外翻，一高一低，身体倾斜，容易导致脖子扭伤，压迫胸腔，伤到脊椎。

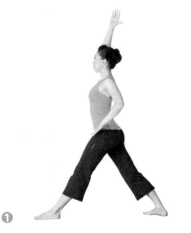
❶

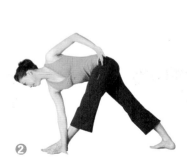
❷

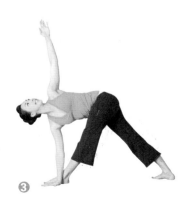
❸

✷ 全身紧实第2招：半月式

这是一个站姿平衡练习的动作，要做好这个动作，核心肌群要用力，尾骨内收，身体的力量向内集中，胸腔打开，双手向上向下延伸，双腿都要用力向后向下扎根，全身都要用力，一直延伸到脸部、颈部，这样才能达到全身紧实的效果，训练身体的平衡度。动作做到位后，呼吸3~5次，做完再换另一边，练习次数可依个人状况适度增加。

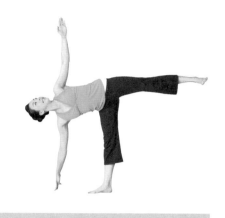

❶ 右腿稍屈膝，与左腿呈小弓箭步，双手置于髋关节。

❷ 右脚脚掌贴地，膝盖微弯，吸气，腹部用力，身体慢慢前倾，左腿上抬，右手指尖支撑于地面。

❸ 呼气，右腿用力向下扎根，伸直右腿，骨盆转正向前，左腿用力向后延伸，脚掌用力踩平。

❹ 吸气，左手往天空方向延伸，眼睛跟着左手的方向移动。一边做完再做另一边。

替代动作

可以靠墙练习，如果一开始自己无法达到平衡，可以请人协助，扶住抬起的脚练习平衡。

辅具动作

无法将手直接支撑于地面的人，可以用瑜伽砖辅助，增加地面高度，以减少支撑的力量。

常见的错误动作

骨盆没有摆正，身体向下倾斜，该伸直的地方没有伸直，全身没有支撑的力量，会导致腰酸、颈部不适。

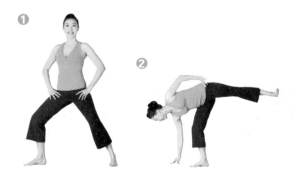

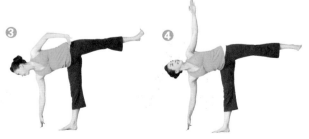

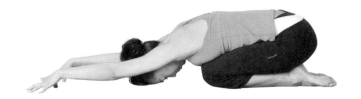

🌀 全身紧实第3招：婴儿伸展式

婴儿伸展式是一个全身延展的动作，从尾椎一直延展到头顶，释放背部的压力，同时伸展背部、手臂及肩膀的肌肉，拉长脊椎，使肌肉延展拉长。动作做到位后，保持稳定，呼吸3～5次，练习次数可依个人状况适度增加。

❶ 采用跪姿，臀部坐在脚跟上，腹部用力内收，背部自然挺直。

❷ 吐气，身体前弯，双手指尖撑地，额头碰地，背部平直。

❸ 吸气，拉长脊椎，吐气，身体延展，双手手臂往前延伸拉长，肩膀、背部放松，臀部坐在脚跟上，帮助脊椎延展。

小叮咛

坐办公室的人常常感觉腰酸背痛，如果每天做此动作，就可以放松背部肌肉。

常见的错误动作

臀部没有坐在脚跟上，变成膝盖顶地，臀部往上翘，上半身过分前倾，使得全身的重量落在前额，间接造成颈肩与膝盖的压力。

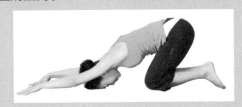

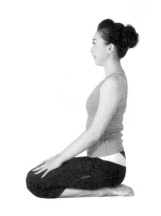

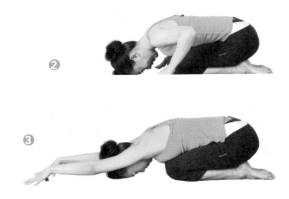

✺ 全身紧实第4招：

舞王式

舞王式是一个很有挑战性的站姿平衡练习，可以强化双腿肌肉力量，修饰腿部、手臂线条，全身处于完全展开的状态，可以锻炼核心肌群的力量，训练身体平衡感。动作做到位后，保持稳定，呼吸3～5次，做完再换另一边，练习次数可依个人状况适度增加。

❶ 右脚站立，左脚勾起，用左手向内抓住左脚脚掌，腹部用力内收，右手上举，拉长脊椎，骨盆摆正向前。

❷ 左脚向上向后慢慢延伸，吐气，身体缓缓向下往前，保持背部挺直。

❸ 右手带着身体往前延伸，左脚同时往上抬高，左手抓住左脚，往后拉开与身体的距离，帮助身体往上提，保持平衡。

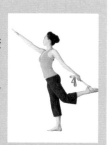

辅具动作

如果手无法抓到脚掌，或比较难保持平衡，可以用瑜伽绳辅助。手抓瑜伽绳勾住脚掌向上抬高，可以帮助身体保持平衡。

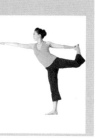

常见的错误动作

骨盆外翻，导致身体倾斜，不是正面向前，抬起的脚也跟着倒向另一边，没有延展拉长到脊椎，反而容易压迫腰椎。

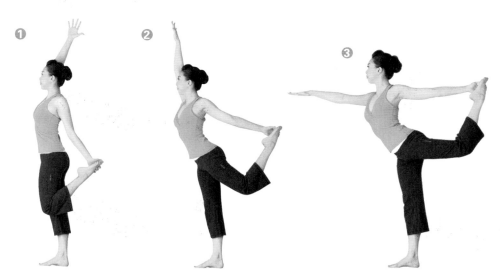

简易伸展体操

　　上班族妈咪若能每天花几分钟做一些简易的伸展操，就能预防腰酸背痛，还可以提高工作效率。适度活动筋骨，或是到楼道间走走楼梯等，都可以让肌肉、关节与韧带活动起来，头部供氧充足，呼吸自然顺畅。

　　下面提供三种简易的体操姿势。用心去感受身体肌肉和关节的延展。但若做不到位，也不必勉强，以免肌肉受伤。

⊛ 胸肌伸展

　　双手交叉于背后，两肘靠向脊椎，手臂上拉，下巴内收，紧缩腹部，保持15秒，然后放松，重复5次。

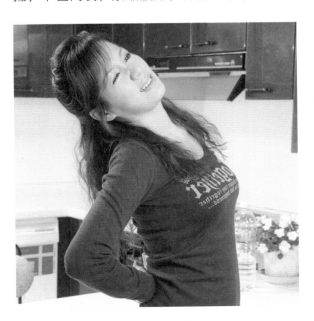

　　此动作可放松胸部前侧肌肉和肩颈部肌肉，使呼吸更为顺畅。

⊛ 胸背伸展

　　双腿分开站立，背部与墙壁间约一个前臂的距离，慢慢向一侧扭转，直至双手平放在墙上，双膝朝向前方，保持60秒，然后换另一边，重复5次。

　　此动作可伸展背部与腰部，缓解腰酸背痛的症状。

⊛ 身体侧弯

　　双腿分开与肩同宽，双手或单手置于头部上方，往一侧弯腰，下半身挺直，保持15秒，两边各做5次。

　　此动作可伸展躯干，放松背部与腰部肌肉，扩大胸部呼吸空间，使呼吸更顺畅。

> **· 爱心小贴士 ·**
>
> 　　做伸展运动时动作要轻柔，不要用力过大，不要让身体感到疼痛。如果你感到疼痛，那就说明做得太过了，这时候要赶紧收回动作，恢复到做伸展动作之前的动作。

居家按摩减肥法

🌼 事前准备

❶ 取适量瘦身精油倒在手掌心上。

❷ 合并两个掌心，通过掌心的温度将精油预热，也可直接将精油涂抹于要瘦身的部位。

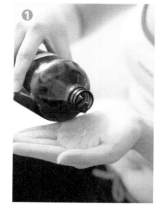

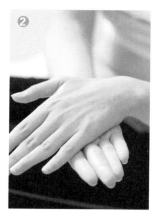

🌼 消除肚皮与腰间的赘肉

❶ 将掌心的精油均匀涂抹在肚皮上。

❷ 由下往上拍打肚皮和腰间，直到肚皮和腰间微红或发热。

❸ 用双手指腹捏起肚皮上的赘肉，上下数次，再前后数次。

❹ 将双手挪到腰间，用双手指腹捏起肚皮上的赘肉，前后扭转数次。

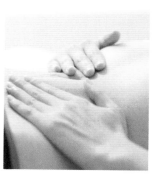

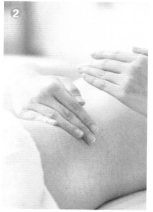

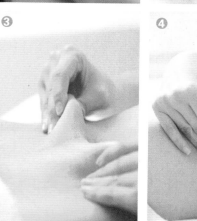

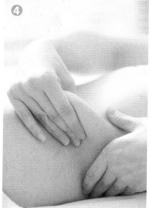

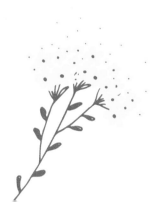

❋ 瘦小腿

这个动作很简单，只要妈咪持之以恒，就能告别萝卜腿。用涂满精油的双手由下往上将小腿肚上的赘肉往上揉捏、敲打、推压即可。

❋ 瘦大腿外侧

❶ 站在可支撑身体重量的浴缸或稳固的椅子旁边，将一脚放置在上面，膝盖弯曲，脚稍微倾斜，用双手指腹捏起大腿外侧多余的赘肉。

❷ 紧接着，再用力地左右前后扭捏数次（也可拍打）。

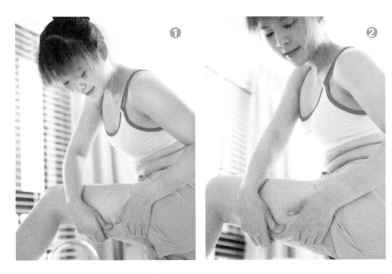

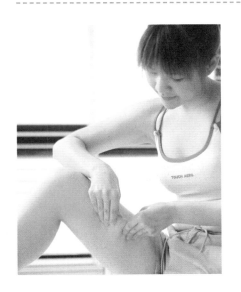

❋ 瘦大腿内侧

❶ 坐在浴缸边缘，将单腿弯曲，放在浴缸边缘。同样用指腹捏起大腿内侧多余的赘肉。为了加强精油的效果，不要忘记拍打哦！

❷ 紧接着，再用力地左右前后扭捏数次。

四招告别粗腰围

◈ 招式1：椅子式

人数：1人。

❶ 双腿并拢，双手轻轻垂于身体两侧。

❷ 臀部往后移，像是要坐下的感觉，背部伸直。

❸ 将双手往上伸直，延展腰部与背部肌肉。

好处：

延展腰背部肌肉，美化腰部曲线。

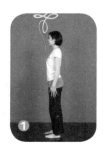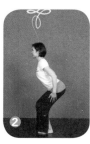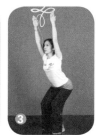

◈ 招式2：蝴蝶摇摇

人数：2人，爸爸或妈妈和小宝贝。

❶ 家长双手从小宝贝的腋下穿过，在胸前抱住，将小宝贝从地板上轻轻拉起（此时小宝贝的双脚会自然弯曲，像打坐般）。

❷ 家长的双手在胸前紧紧扣住小宝贝弯曲双脚的脚踝。

❸ 左右轻轻摇晃小宝贝。

好处：

家长可以通过腰力左右摇摆小宝贝。此动作可锻炼家长的腰部，同时可放松小宝贝的髋关节。

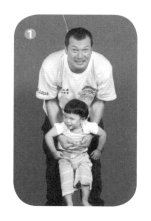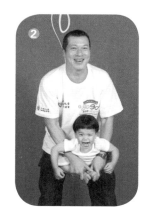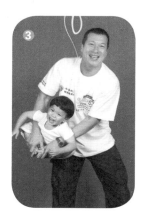

✷ 招式3：双月式

人数：2人，爸爸和妈妈。

❶ 爸爸妈妈的双腿伸直，两人手牵手，中间距离约1米。

❷ 两人慢慢地吸气后，各自慢慢举起外侧的手。

❸ 两人慢慢地吐气后，将刚刚外侧举起的手在两人头上相勾，并将骨盆微微往外扭，停留15～20秒。

❹ 最后恢复❶的姿势，两人调换左右位置，再来一次。

好处：

❶ 延展腰部肌肉，可消除腰部赘肉。

❷ 增加臀部和脊椎的力量。

❸ 增强肋骨弹性，美化手臂和背部线条。

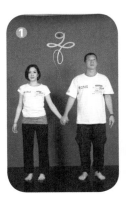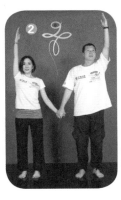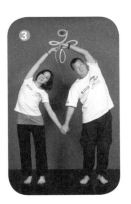

✷ 招式4：双人树式

人数：2人，爸爸和妈妈。

❶ 爸爸妈妈两人肩并肩站立，互搂对方的腰部，背伸直，感觉脊椎向上延伸，膝盖伸直，收腹，收臀，眼睛平视。

❷ 接着，将身体重心移到内侧腿部，外侧的膝盖弯曲，而外侧的手可平放在弯曲的膝盖上（或抓住外侧脚的脚踝），外侧脚的脚掌要紧靠另一大腿内侧，让骨盆保持平衡。

❸ 请爸爸妈妈缓慢地呼吸，将平放在膝盖上（或抓住外侧脚的脚踝）的手慢慢向上延伸，停留10～20秒后，身体回正。

好处：

强化臀部及腿部肌肉，训练平衡感，还可培养夫妻间的默契。

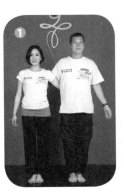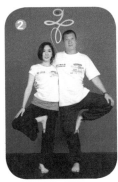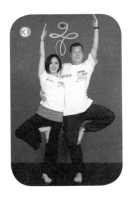

剖析产后乳房整形

在孕期，准妈咪的乳房会胀大，以供给宝宝在出生后所需的乳汁。但在产后，由于内分泌变化的关系，乳房会慢慢恢复，不再胀大。也正因为如此，有些妈咪的乳房可能会出现下垂、松弛的现象。

⊛ 严重程度

妈咪产后通常会出现乳房下垂的问题。妈咪可以检查自己乳房下垂的严重程度。重点看乳头是否位于胸部下缘折痕的上方，如果乳头与折痕等高，甚至低于折痕，都属于乳房下垂。妈咪若觉得自己的乳房下垂了，并且非常在意，建议咨询专业的整形医师，讨论可能的手术方式或其他解决之道。

⊛ 手术方式

萎缩： 由产后哺乳造成的乳房萎缩可通过隆胸手术来矫正。

下垂： 若乳房下垂情况并不严重，可选择电波拉皮，帮妈咪将稍下垂的乳房往上微调。若轻中度乳房下垂，可做提乳手术，做法是将乳房下垂部分的皮肤切除，并将乳腺组织予以剥离，伤口缝合在乳头处，便可顺势将乳房向上提。

乳头过长或过大： 如果妈咪的乳头过长，可以将过长的一段乳头剪掉后再予以缝合，即可达到缩小乳头的效果，疤痕也不明显。除了乳头过长外，若乳头的直径过大，可将直径改小，但这样做可能会损伤乳腺导管，因此在进行此项手术之前，妈咪应先确认自己将来没有再怀孕的打算。另外，乳晕直径过大，也可通过手术将多余的乳晕皮肤切除。

乳头、乳晕颜色过深： 由于内分泌的关系，产后乳晕颜色会变深，从美观的角度看，让妈咪们有些难以接受。通常建议用较安全的激光手术来淡化乳晕颜色。

⊛ 注意事项

隆胸手术的恢复期约为1个星期，术后需服用止痛药和抗生素。术后妈咪回家可以用热毛巾热敷乳房，还可以进行乳房按摩，并且细心地护理伤口，要少吃刺激性食物（辣椒等），以促进伤口的愈合。

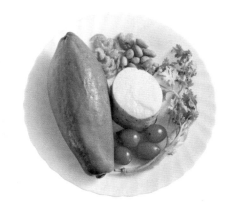

第六部分
产后重拾天使容颜

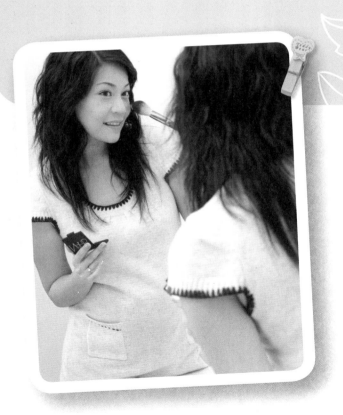

妈咪容颜保卫战

如何应对产后变丑

女性生育以后，体形、面容都会发生不同程度的变化，好像变丑了。专家认为，可从以下五个方面采取措施，防止出现产后变丑的情况。

⊛ 面容

产后妈咪要日夜看护婴儿，往往睡眠不足，时间一长，面部皮肤就会松弛，眼圈发黑。此时的妈咪应保证每天8小时以上高质量的睡眠。面部出现棕色或暗棕色蝴蝶斑的新妈咪应避免过多日晒，局部涂搽品质好的祛斑霜，可使蝴蝶斑自然消退。

⊛ 头发

产后妈咪容易脱发，因此应注意饮食多样化，补充丰富的蛋白质、维生素和矿物质。要养成经常洗头的习惯，发型要整齐，最好剪成易梳理的短发。

⊛ 牙齿和眼睛

产后妈咪牙齿容易松动，牙龈容易发炎，应坚持刷牙，并且适当补充钙质。为使眼睛秀美明亮，应注意预防眼病，补充维生素A和维生素B_2，这些营养成分在动物肝脏、绿色蔬菜和水果中含量较高。

⊛ 体态

女性会因生育引起生育性肥胖症。在妊娠期间和产褥期间，妈咪要合理搭配饮食，坚持适当运动，避免脂肪在体内堆积。

⊛ 精神面貌

不要认为产后生活忙乱就可以忽略形象，妈咪要始终保持积极向上的精神和愉快的心情，注意身体的卫生和衣着的整洁。如果妈咪现在有些发胖，就要更换衣服的尺码，不要将怀孕之前的衣服勉强穿在身上，因为这样会暴露身材的缺点。

> **·爱心小贴士·**
>
> 在身体允许的情况下，妈咪要坚持做俯卧撑等扩胸运动，使胸部肌肉发达有力，增强对乳房的支撑作用。

产后秀发保卫战

大部分妈咪在产后4～6个月开始出现脱发现象，大约持续6个月。由于每次脱发的数量颇多，因此妈咪会有些担心，希望能早日停止脱发。

✳ 原因

❶ 产后内分泌失调

怀孕时妈咪的内分泌较为旺盛，头发一直处于生长期，而且毛囊寿命延长。一旦生产过后，内分泌失调，原本在生长期的头发会转入静止期，从而造成大量脱发。

❷ 产后压力

产后妈妈因为育儿或身体调适等问题产生极大的压力，往往会加重产后脱发的情况。

✳ 解决方法

❶ 多补充蛋白质和维生素

头发原本就是蛋白质的组合物，所以要想拥有健康的秀发，应该多摄取富含蛋白质的食物，如鱼、肉、蛋等。

另外，因为维生素A可以强化头发，所以妈咪可多吃些富含维生素A的胡萝卜、菠菜或动物肝脏等。

❷ 调节压力，放松心情

妈咪要放松心情，不必过分担心，否则压力

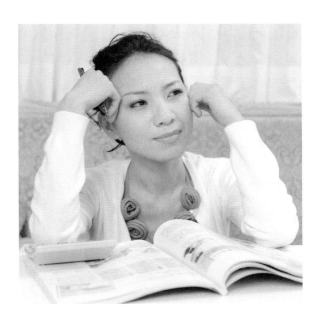

过大反而会加重脱发。若脱发持续半年多，且掉很多头发，建议到专业的皮肤科做进一步检查。

产后肌肤保养指南

妈咪在产后半年内，因受到内分泌改变的影响，肌肤会变得粗糙。只要遵循下面的三个步骤，产后皮肤保养就很简单。

✳ 清洁

清洁是皮肤保养的第一步。若未将肌肤上的污垢去除，则会造成毛囊阻塞，使肌肤看起来更加粗糙且无光泽。如此一来，任何的保养措施都无法改善肌肤问题。

❀ 保湿

妈咪在洗完澡后，趁毛孔还处于打开的状态，就要立即抹上爽肤水与乳液，并用手掌按压，让肌肤快速吸收保养品的精华。

❀ 隔离霜

隔离霜最早的功能是提高皮肤的保湿度，现在已演变成能在皮肤表面形成一层保护膜，使肌肤免受外界不良环境因素的伤害。所以妈妈化妆前一定要注意涂抹隔离产品。

妈咪冬季肌肤巧保养

❀ 手脚干痒

一到冬天，妈咪的皮肤便容易干燥龟裂，严重时还会发痒或长湿疹。

治疗：

只有痒感但还没有演变成冬季湿疹的患者，可做些皮肤保养的工作，比如抹一些保湿乳液，避免用太热的水洗脸和洗澡，适度使用清洁剂，都可以改善皮肤干痒的问题。

❀ 冬季湿疹

冬季湿疹的发生与季节有关，多发于四肢部位，主要是因为手脚的油脂分泌比较少，到了冬天，皮肤更加干燥，就容易出现湿疹。

治疗：

症状轻微者可加强保湿，或涂抹外用药，洗澡时水温不宜过高。

❀ 脂溢性皮炎

许多因素都会引起皮炎的发作，如季节转换（特别是进入冬天）、睡眠质量差、压力过大、生活作息异常等。头皮屑过多就是脂溢性皮炎的一种表现。

治疗：

除了调整自我生活作息外，也要注意饮食，避免吃辛辣或油炸、刺激性食物。假如都无效，就要接受皮肤专科医生的治疗。

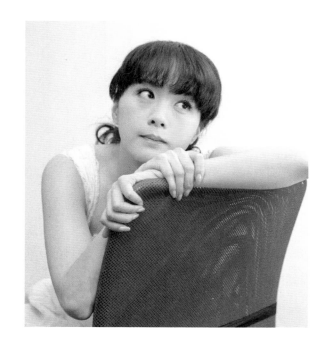

✹ 异位性皮炎

异位性皮炎的症状类似湿疹，患者有个人或家族的过敏史，常在典型部位反复发作。此病会在冬天加重，这与气候过于干燥有关。如果能注意保湿，不要过度清洁，便能减少发病的机会。

治疗：

病情轻微者可口服抗组胺药物来止痒。病情严重者要注意有没有其他恶化的因素。如果患有感冒，或并发细菌感染，可能会使病情变得更加难以控制。

✹ 富贵手

富贵手的成因与个人体质有关，四季皆可能出现。但在寒冷的天气，人们往往会用热水洗手，洗去了手上的油脂，使手部皮肤干燥、粗糙、龟裂的症状加重。

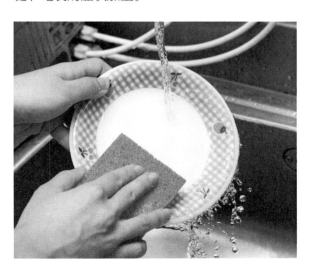

治疗：

患者应少用清洁剂，且冲水时间不宜过久。另外，常擦护手霜或凡士林可以改善富贵手的症状。

新妈咪产后面部细护理

✹ 保持愉快的心情

不急、不躁、不抑郁，保持平和的心态和愉快的情绪。产后妈咪要保持开朗的心态，把烦恼和不愉快的事情统统忘掉。只有保持愉快的心情，皮肤才会好。

✹ 选择适当的护肤品

选用天然成分或中药类的祛斑化妆品，也可以用粉底霜或粉饼对色斑进行遮盖。选用的粉底应比肤色略深，这样才能缩小色斑与皮肤的色差，起到遮盖的作用。避免日晒，根据季节的不同选择不同防晒系数的防晒品。和宝宝一起进行日光浴时，要用防紫外线的太阳伞遮挡面部，因为紫外线照射可引起面部色素沉淀。

✹ 自制简单易用的面膜

将冬瓜捣烂，加蛋黄一只，蜂蜜半匙，搅匀敷脸，20分钟后洗掉。或将黄瓜磨成泥状，加入一小匙奶粉和面粉，调匀敷面，15分钟后洗掉。

还可以将香蕉捣成泥状，直接敷于面部，20分钟后洗掉。

◉ 利用手头上能够利用的东西进行美容

例如，在给宝宝蒸鸡蛋羹时，可将贴在鸡蛋皮上的蛋清刮下敷于面部，也可用黄瓜汁、冬瓜汁、柠檬汁等涂抹面部。若持之以恒，就会奏效。

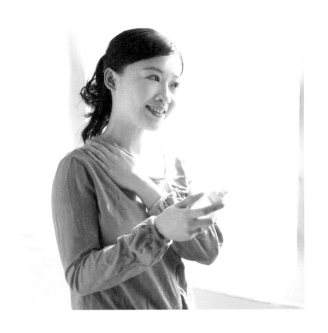

> **· 爱心小贴士 ·**
>
> 给妈妈们提供一个保湿小技巧，应在洗完澡后立刻擦上保湿产品，这样效果才好，切莫等到皮肤干痒时才擦，一天涂抹2～3次为宜。

勤保湿，肌肤水灵灵

除了要做到清洁皮肤以外，保湿程序更加不可少。由于水分是让皮肤水灵的关键因素之一，因此防止水分散失与补充水分就显得格外重要。

如果妈咪属于油性肤质，就要选用比较清爽的乳液，不要擦凡士林或乳霜，否则会太油。建议可用含水量较高的乳液。

消灭产后肤色暗沉

怀孕时妈咪腹部、颈部、乳晕、乳头、外生殖器、腋下、大腿内侧等部位变黑，产后短时间内难以恢复白皙，常让妈咪们感到郁闷。

消灭肤色暗沉有以下对策：

❶ 可使用安全有效的美白产品来使肌肤恢复白皙。

❷ 产后妈咪多吃薏苡仁和富含维生素C的蔬果，对全身美白有帮助。

尤其是薏苡仁，不但可以帮助产后妈咪消除水肿，还有美白的效果。

消灭产后面部黄褐斑

在孕期出现的面部色素沉着称为黄褐斑。由于黄褐斑在鼻尖和两侧面颊最为常见，且对称分布，形状像蝴蝶，也称为蝴蝶斑。由于存在个体差异，有的孕妇黄褐斑明显一些，有的孕妇黄褐斑则比较淡。随着产后体内雌、孕激素分泌恢复到怀孕前的正常状态，有的产妇脸上的黄褐斑会自然减轻或消失。

为了消灭面部黄褐斑，妈咪应进行饮食调理，忌食油腻食物和煎炸食物，以免上火加重内分泌失衡。另外，妈咪应多吃富含维生素C、维生素E和硒元素的食物，如绿色蔬菜、豆制品、芝麻等，可抑制黄褐斑的生成。

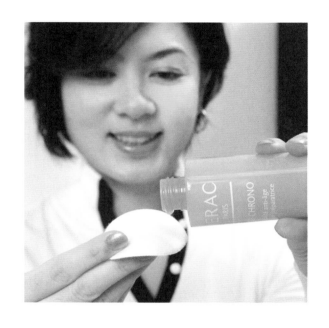

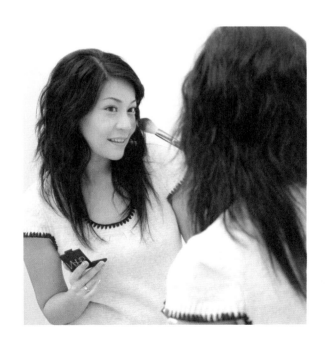

消灭产后妊娠纹

⊛ 形成原因

妊娠纹出现的原因是怀孕期间摄取的营养成分转化为脂肪囤积在皮下组织。随着子宫的扩大，胎儿的生长，羊水的增加，母亲的腹部快速膨胀，此时腹部的表皮和真皮组织能配合膨胀的速度，但皮下组织跟不上腹部变大的速度，以致皮下组织所含的胶原蛋白纤维或弹性纤维经不住扩张而断裂，从而出现暗红色条纹状的妊娠纹。

妊娠纹形成的部位以腹部为多，其他较常见的部位包括乳房周围、大腿内侧及臀部。有70%～90%的孕妇在首次怀孕时会出现妊娠纹，也有些妈咪不会出现妊娠纹。

✳ 严重程度

妊娠纹多出现在腹部，有些妈咪的胸部和腿部也会出现妊娠纹。较轻微的情况是在腹部或大腿内侧有一条或数条妊娠纹不等，严重的除了整个腹部外，胸部、大腿、臀部也会有妊娠纹的踪迹。

✳ 解决方式

❶ 产后可利用医学美容科技改善妊娠纹。对于刚生成的红色妊娠纹，可用染料激光加以改善。

❷ 对于白色凹陷型的妊娠纹，则可进行激光治疗，刺激皮下组织胶原蛋白的生成，从而使妊娠纹的状况获得改善。

❸ 产后医学美容方法还包括光纤溶脂术，可破坏及溶解脂肪，刺激胶原蛋白再生，是一次性解决产后脂肪堆积及妊娠纹的不错方法。

❹ 电波拉皮：电波拉皮的原理是使用电波，使真皮层与皮下组织的胶原蛋白再生，使肌肤恢复紧实，并有提拉表层肌肤的作用，效果通常可维持2～3年，皮肤质感也会较为光滑细腻。

❺ 脉冲染料激光手术：脉冲染料激光技术也被用来治疗妊娠纹。脉冲染料激光手术原本是用来治疗血管瘤或血管扩张等疾病，后来通过染料激光来破坏真皮血管，从而造成妊娠纹的退化，而且染料激光能够促进皮下胶原蛋白与弹性纤维的再生，使妊娠纹的颜色变淡。脉冲染料激光手术后通常只有肌肤淤青或发红的现象。对于有妊娠纹困扰的妈妈来说，这不失为一项不错的选择。

✳ 注意事项

妈咪一旦出现妊娠纹，即使是初期的粉红色妊娠纹，经过手术后也只能改善发红的现象，并没有办法完全消除妊娠纹。若是妊娠纹已经转为白色，想要去除妊娠纹更是难上加难。因此妈咪在怀孕时期勤擦乳液才是预防妊娠纹的上策。为了有效预防妊娠纹，除了勤涂抹乳液来保持肌肤弹性之外，控制体重也是孕妈咪必须努力实践的措施。平时妈咪就要养成做运动的习惯，让自己的皮肤富有弹性，当腹部因胎儿生长及羊水增多而撑大时，妊娠纹就不再容易出现了。

腹部妊娠纹可通过腹部拉皮手术改善，手术范围视各人具体情况而有所不同。手术做法是将松弛的腹直肌肌膜向正中央缝合并拉紧，但这样做会留下手术切口的疤痕，术前妈妈们应三思而后行。

产后长痘痘怎么办

女性怀孕之后，体内激素水平发生变化，皮脂腺分泌旺盛，从而导致脸部肌肤出油。若是在压力大及睡眠不足的情况下，女性也有可能长痘痘。

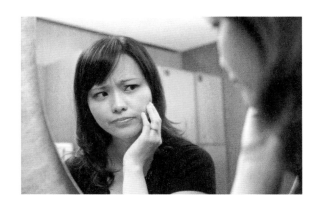

❀ 消灭痘痘的对策

❶ 千万不要挤痘痘，以免留下疤痕。

❷ 清洁肌肤时，可使用能自然抑制痘痘的弱酸性洁肤品。应尽量缩短清洗过程，不宜使用去角质产品，以免因过度清洁而伤害肌肤。

❸ 睡眠充足，放松心情。

❹ 用在脸上的保养品成分越简单越好，以基础的保湿、控油为主。

❺ 日常饮食要均衡，注意多食用蔬菜水果。

❻ 若痘痘情况严重的话，一定要及时就医。

· 爱心小贴士 ·

孕期痘痘的发生大多与体内内分泌的变化有关，所以痘痘通常会在产后逐渐消退，不必过于紧张或担心。若有痘印残留，可在产后请专业的皮肤科医师利用先进的医学美容技术来消除痘印。

消灭产后斑点

❀ 形成原因

怀孕时由于黑色素沉淀的影响，容易使肌肤变黑，从而产生斑点。怀孕时期的黑斑又称为孕斑，约70％会出现在脸上、乳晕、腹部中线、阴部、嘴唇，而额头、下巴、颧骨等部位尤其明显。

除了内分泌变化之外，日晒过度、遗传等因素也是形成孕斑的主要原因。

❀ 解决方式

这些形状不规则且颜色不均匀的斑块会在产后6个月到24个月内逐渐消退，而且事先预防及事后处理可以改善症状，包括以下几种方法：

❶ 外出时擦防晒品，遮阳伞及帽子更是不能少。

❷ 由医师诊断，必要时使用淡斑药物。

❸ 想快速淡斑，可由医师执行激光祛斑治疗术。

❹ 果酸祛斑：用高浓度果酸剥脱表皮，较以往的化学剥脱安全可靠，达到"换肤"的目的。

❺ 磨削祛斑：用机械磨削的方法，祛除表层色斑。

❻ 针灸祛斑：属中医范畴，能调经络，改善人体内分泌。

❼ 药物祛斑：口服维生素C，并结合静脉注射。

❽ 中草药祛斑：遵循中医原理，服用具有相应功能的中草药制剂，外加敷中草药面膜，由内而外治愈色斑。

祛斑的方法很多，但效果因人而异。目前安全且有效消除妊娠黄褐斑的方法还是首推中草药祛斑和针灸祛斑。这两种方法虽然见效慢，但安全可靠，治标治本，不易反弹。

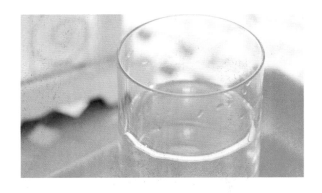

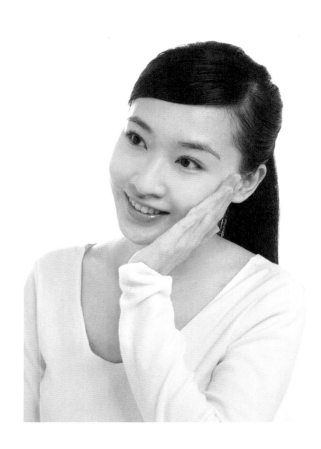

产后面部保养有讲究

孕期和产后由于机体状态和生活作息的改变，妈咪面部会出现黄褐斑或色素沉淀。在日常生活中，应注意以下几个方面，做到养护结合，逐步消除黄褐斑。

◎每天要保证充足的睡眠。睡眠是女人最好的美容剂，要保证每天8小时以上的睡眠，学会利用空闲时间休息。只有保持良好的睡眠，才会有好的气色。

◎多喝开水。及时补充面部皮肤的水分，加快体内毒素的排出。

◎养成定时排便的习惯。如果一天不排便，肠道内的毒素就会被身体吸收，肤色就会变得灰暗，皮肤也会显得粗糙，容易形成黄褐斑、暗疮等。

◎注意日常饮食。多食含维生素C、维生素E及蛋白质的食物，如西红柿、柠檬、鲜枣、芝麻、核桃、薏苡仁、花生米、瘦肉等。

妈咪保养指南

美丽从双手开始

在过去，女人不仅要生儿育女，还要协助男人下田劳作，照顾家庭。当时没有节育避孕的观念，孩子一个接着一个出生，每天有一堆衣服要洗，还要准备三餐、做家务，更辛苦的是还要做工贴补家用。

现代的环境虽然和过去有很大不同，但当女人嫁为人妇后，最明显的变化并不是脸部线条或身材曲线，而是手部的肌肤。每次和人握手寒暄时，如果手部粗糙不堪，妈咪心中肯定无比尴尬。

> **·爱心小贴士·**
>
> 新妈咪可以将较油的滋润护肤膏涂抹于手背上的指节及粗糙位置，这样不仅能软化粗糙皮肤，还能对手部皮肤进行滋润防护。

新妈咪手部护理

✳ 戴手套做家务

手套是妈咪必备的秘密武器。特别是做家务时，妈咪容易接触到清洁剂。清洁剂能伤害手部

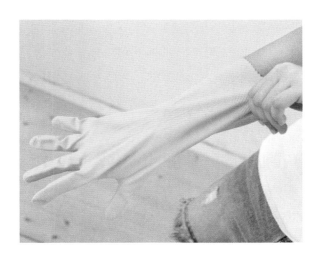

肌肤的角质层。当角质层越来越薄时，手部皮肤就会变得粗糙。戴手套可以减少清洁剂对手部的伤害，保护角质层。

✳ 勤擦护手霜

洗完手或做完家务后，一定要记得擦一层护手霜。一般清洁剂容易损伤妈咪手部皮肤的角质层，擦护手霜可使角质层得到很好的保护。

✳ 注意防晒

妈咪们出门前，别忘了在手部涂上防晒产品，因为在阳光的照射下，手部皮肤也会变黑、变粗糙。

✳ 适当休息

鉴于买菜、抱小孩和做其他家务都需要用双手来完成，妈咪们平时做家务时，可购买保护腕部的手腕护套，以减轻腕部的压力。

长时间劳动可能造成手部的肌肉劳损，需定时让双手休息。若手部不适或疼痛，则要及时就医。

新妈咪常见手部疾病

与脸部相比，双手常被妈咪忽略。需要注意的是，除了日常劳动会影响双手美观以外，疾病也是重要的影响因素。手部常见疾病不一定都是皮肤问题，有些属于神经方面的病症。妈妈们如果出现下列情况，就要抓紧就医治疗。

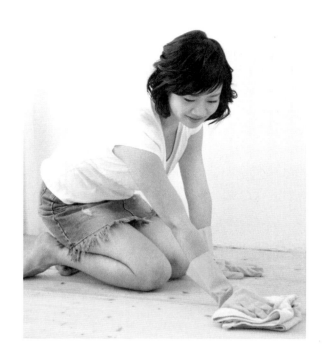

✳ 疣

疣是一种滤过性病毒感染，会传染给他人。家中如有小孩，因其免疫力较低，更容易被传染。疣不仅会出现在手上，有时脚也不能幸免。医师在确诊后，通常会给予冷冻治疗。

✳ 灰指甲

灰指甲是由真菌造成的指甲疾病。灰指甲的症状包括指甲变色、变厚、变脆等。

灰指甲刚开始可能只出现在一个手指头，但紧接着就会扩散至其他手指头，所以要及早发现并及早治疗，才能避免病情加重。另外，讲究个人卫生，做好消毒隔离。

✳ 手癣

手癣的常见感染原因是妈咪们手部保养不当，使肌肤失去防御能力，角质层变薄。此病好发于单手，沿着掌纹有脱皮现象，偶尔会扩散至手背。长了手癣后，手部会出现界限鲜明的红色斑块，边缘处更明显。

❁ 蜂窝性组织炎

当手上有伤口时，细菌就会乘虚而入，导致局部组织出现红、肿、热、痛的症状。严重时，腋下的淋巴结肿大，身体畏寒发热，若属急症患者，须立刻送医处理。

患者通常会忽略小伤口的护理而导致蜂窝性组织炎。提醒家务繁忙的主妇，即使是不经意造成的小伤口，也要悉心护理。若不小心引起蜂窝性组织炎，不仅会延长伤口愈合的时间，也会让治疗更复杂。

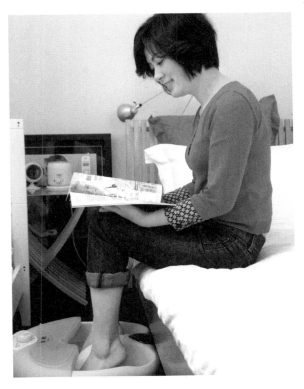

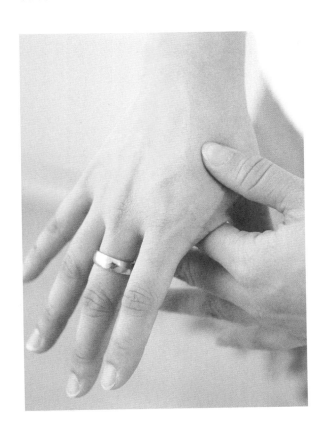

新妈咪足部护理

妈咪辛苦了一天，休息的时候记得要好好犒劳疲劳的双脚。下面提供一个既省钱又方便的足部保养方法，献给辛苦的妈咪们。

❁ 修脚工具要分开

家中的每个成员应使用自己的修脚工具，不与他人共享，包括指甲刀、剪刀及锉刀等，使用前后都要清洗和消毒，预防感染。

✸ 泡脚注意清洁保湿

泡脚时，把足缝和足底彻底用香皂清洁干净。清洁完毕后，利用磨石或磨脚棒磨去厚皮（也就是俗称的死皮），再用果皮（橘子皮、橙子皮较为合适）搓磨一遍。洗完脚后，记得擦上保湿乳。

✸ 选择适宜的鞋子

羊皮及帆布材质的鞋子对足部皮肤的保护效果好，因为此类材质透气佳、质地软、整体轻巧。多雨的季节应选择牛皮材质的鞋子，最好是皮底皮面。

✸ 保持脚部干爽

脚部多汗的妈咪可到皮肤科请医师开止汗剂，每日睡前擦。

· 爱心小贴士 ·

妈咪在浸泡双脚的同时进行足部皮肤按摩，可起到加速血液循环、加强皮肤营养、促进皮下脂肪均匀分布等作用。

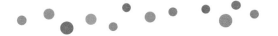

新妈咪常见足部问题

✸ 静脉曲张

静脉曲张的明显症状是肿、麻、痛，小腿布满如蜘蛛网般的纹路，严重者的血管会像蚯蚓一样。

日常保养：

❶ 使用医疗用的弹性袜：可舒缓并减轻腿部压力，也可以避免症状进一步恶化。

❷ 尽量穿宽头软底的鞋：给脚一个舒适的家。切勿赶时髦穿着细跟的高跟鞋，以免增加脚部的压力。

❸ 利用医疗技术辅助治疗：如射频消融和激光疗法等，可用于改善静脉曲张的症状。

✸ 香港脚

香港脚为真菌感染所致。大家常认为瘙痒是香港脚的代表症状。其实会痒的不一定是香港脚，反之，不痒的也有可能是香港脚。女性一般是在怀孕或生病时，因抵抗力变差而让真菌乘虚而入。

临床上，香港脚可分为三种类型：一是糜烂型，常见足缝里又湿又烂的表皮，且伴随剧痒，潮湿温热的环境正好是真菌滋生的最佳场所；二是水疱型，真菌生长的地方为脚掌边缘、拇指侧面及脚底，也有发痒的症状；三是角化型，足底

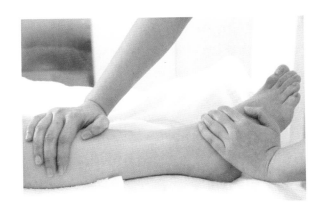

疣既然是病毒感染，可见脚底出现大小不一的粒状物，顽固而不易消失，且会反复感染。令人感到担忧的是，在夏日人们水上活动频繁，若有患者不知得病还下水，会将病毒留在水中，可能会传染给他人。

患此病的人可请医师给予冷冻治疗，或用角质溶解剂或免疫调节剂处理，平日在家中应单独使用卫浴设备，在公共场所应避免赤脚。

或足跟常破皮，冬季会引起皮肤皲裂。需连续服用3个月药物，并检测肝功能。在疗程结束后，此病的治愈率约为九成，外用药连续擦半年也有六成的治愈率。

✳ 鸡眼

有的女性穿着的鞋型不符合人体力学，凸出的关节因长期摩擦而疼痛，久而久之即产生鸡眼。因脚的结构无法改变，建议妈咪改穿舒适的鞋，就会远离脚部问题。

✳ 足底疣

足底疣是滤过性病毒感染形成的非癌性皮肤增生，而滤过性病毒属于人类乳头瘤病毒，通过接触感染皮肤或黏膜，临床表现视生长的部位而定。此病外观跟鸡眼很相似，因此常被误诊，具有传染性，不可轻视。

乳晕为什么越来越黑

受内分泌的影响，乳晕变黑其实从青春期就已经开始，再加上内衣的摩擦、体质、怀孕、哺乳、肌肤老化等因素，乳晕的颜色就会越来越黑。除了可以使用乳晕美白产品外，也可利用激光除斑的方法，淡化乳晕的颜色。

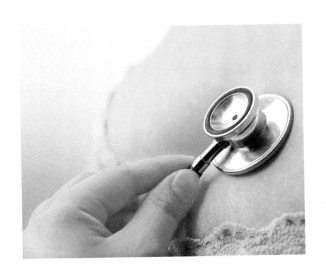

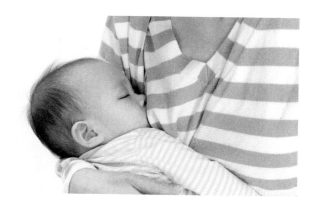

哺喂母乳后乳房变形怎么办

产后哺喂母乳的妈咪，在停止喂奶后，都会出现乳房变形。这是因为妈咪在哺喂母乳时，乳房组织被撑大，在停喂母乳后，乳房就会松弛、萎缩，甚至变形。

因此，提醒妈咪在产后选择合适的内衣支撑乳房，多练习扩胸运动与按摩乳房，能改善乳房下垂的问题。

产后乳房护理要点

✿ 按摩乳房

保证乳腺畅通，避免乳房皮肤弹性变差。

✿ 不要只选择一侧乳房喂奶

尽量不要只让宝宝吸吮一侧乳房，以免妈咪的乳房大小不一。

✿ 不要快速瘦身

产后不要快速瘦身，以免脂肪过快消失，反而导致皮肤松弛。

✿ 选择塑身内衣

选择塑身内衣一方面可达到支撑效果，另一方面可以解决脂肪分布不均匀的问题，改善身体线条。挑选时，要注意选择透气性好且不能太紧的塑身内衣。

✿ 扩胸运动

早晚各做一次扩胸运动，每次重复动作20～30次，可增加胸部肌肉的弹性，有效预防乳房变形或下垂。

✿ 注意清洁

不需要特别使用香皂或酒精清洁乳房。如果乳房皮肤过于干燥，可涂抹润肤霜以滋润皮肤。哺喂母乳前可用温开水清洁乳房，等喂完奶后直接用奶水涂抹，因为奶水具有极佳的滋润效果。

> **·爱心小贴士·**
>
> 对于不想喂母乳或无法喂母乳的妈咪，不建议打退奶针。因为有些妈咪打了退奶针后，乳房比怀孕前小了一号。所以为了保险起见，还是用自然方式退奶较好。

产后乳房护理三步骤

产后对乳房进行护理能保证乳腺管通畅，增加乳汁分泌，避免乳腺管阻塞，可预防乳腺炎，还能减少被宝宝用力吸吮时造成的乳头破损。

step1：乳房保养

产后妈咪在每天洗澡或哺乳前，可先用毛巾沾一下温水，再涂抹上香皂，从乳头开始环形擦洗乳房10次。

step2：乳房伤口护理

乳头若结有痂皮，可先用乳霜或凡士林软化，再用温水擦拭。

step3：乳房按摩

在按摩乳房前，建议先用温湿的毛巾热敷，每1～2分钟更换一次毛巾，双侧乳房分别热敷8～10分钟。

> **·小贴士·**
>
> 护理乳头时，请勿使用收敛剂或含有酒精成分的产品，因为这类产品会使乳头变得坚硬、干燥，更容易皲裂。

妈咪衰老六大主因

导致衰老的因素有很多，目前可以总体归纳为以下六类：

因素 1：用久就坏

身体的器官用久了，自然会随着年龄的增长，功能慢慢衰退。

因素 2：自由基理论

细胞的新陈代谢经过一系列连锁反应后会产生自由基。自由基会对细胞的基因产生不良影响，造成细胞损伤和凋亡。下图是形成自由基进而导致衰老的过程示意图。

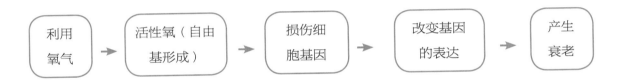

利用氧气 → 活性氧（自由基形成） → 损伤细胞基因 → 改变基因的表达 → 产生衰老

✳ 因素 3：激素水平下降

随着年龄的增长，人体内的激素水平有所下降，如生长激素、褪黑激素、甲状腺激素等，使身体机能衰退，影响人的外貌、体能、记忆、睡眠、情绪与抗压能力等。尤其女性过了35岁，雌激素分泌减少，到更年期45～50岁时，雌激素还会锐减。

✳ 因素 4：蛋白质变性

人体进行新陈代谢时需要的各种酶，大部分是蛋白质，如果蛋白质发生变性，新陈代谢就会受到影响。举例来说，当胶原蛋白受到自由基的损害时，人体肌肤就会失去弹性，显得干燥、无光泽。

✳ 因素 5：慢性炎症

人体内的慢性炎症得不到根治，病情越严重，免疫系统的负荷就会越重，容易在血管内形成血栓，导致动脉硬化，进而引起脑中风、心肌梗死、Ⅱ型糖尿病等疾病。

✳ 因素 6：后天因素

人体就像汽车一样，需要定期保养。如果过度使用，磨损了也不修补，结果就是提早报废。不良的生活方式与饮食习惯也会导致机体衰老，包括营养不均衡，摄取过多脂肪、酒精、尼古丁等有害物质，或是生活繁忙、工作压力大、缺乏运动等。

人体衰老两大指标

机体衰老的过程无声无息，尽管从外表看不出来，其实一直在变老。衰老指标可分为生理与心理两方面，衰老速度与程度会因人而异（例如：有些人爱笑，年纪轻轻就已有鱼尾纹）。

✳ 生理衰老时间

◎ 老花眼平均出现时间：40岁。

◎ 皱纹平均出现时间：45岁。

◎ 关节炎平均出现时间：50岁。

◎ 白发平均出现时间：55岁。

◎ 老人斑平均出现时间：60岁。

◎ 手发抖平均出现时间：70岁。

◎ 痴呆平均出现时间：80岁。

✳ 心理衰老时间

◎ 体力衰退。

◎ 性功能减退。

◎ 抗压能力下降。

◎ 记忆力变差。

抗衰老金字塔

想要完全阻止衰老是不可能的，但通过采取适当的养生方式，以及现代医疗科技的帮助，便可延缓衰老的速度。

◉ 金字塔底层

若将抗衰老行动比喻为金字塔，平日的生活形态就像金字塔的最底层，是最基础且不可或缺的。良好的生活习惯能有效延缓衰老，促进身体的健康，主要包括均衡饮食、多运动、充足睡眠、不积累压力和排出体内毒素等五要素。

金字塔的倒数第二层是保健食品。不论是营养不均衡的外食一族，还是工作压力大、忙碌的上班族，抑或是患有慢性疾病的人，以及想延缓衰老、保持活力的长青族，都可按照需求选择合适的保健品。

◉ 金字塔顶层

金字塔顶端的第二层为医学美容科技。随着医学的不断发展，抗衰老话题开始受到重视。现代人除了追求事业成功与财富外，也开始投资自己的健康和外表。各种专业的抗衰老医学技术，以及最近很热门的微整形，均有助于抗衰老。

金字塔的最顶端为干细胞的运用。科学家发现，人体细胞每分裂一次，其端粒就会丧失一段，无法修复，失去分裂再生的能力，逐渐凋亡。

唯有生殖细胞和干细胞是个例外，它们可以不断地分裂复制，永葆活力。这个发现也促使科学家努力寻求延长细胞端粒寿命的方法。我们可以想象，在不久的将来科学家就可以利用干细胞技术来延缓人类的衰老。

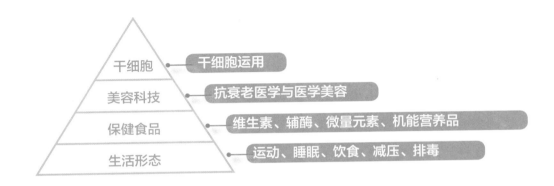

干细胞 —— 干细胞运用
美容科技 —— 抗衰老医学与医学美容
保健食品 —— 维生素、辅酶、微量元素、机能营养品
生活形态 —— 运动、睡眠、饮食、减压、排毒

黄脸婆指数检测

芝蕙当了4个月的妈咪，今天刚好和老同学聚会，她期盼能跟当了妈咪的同学好好聊一聊育儿经。但当她走到同学面前时，却发现同学都认不出她，她这才意识到事态严重。因为她在产后根本没时间保养！

请各位妈妈做做下面的测验题，再从下列计分范围中找答案吧！

（1）芝蕙在怀孕期间偏爱高热量的食物。你会建议她怎么办？

A.继续吃，因为吃不下其他食物。

B.搭配其他蔬果类的食物一起吃。避免摄入过多的脂肪。

C.多运动，甩掉多余脂肪。

（2）芝蕙坐完月子必须上班，再加上必须晚上起来照顾宝宝，总感觉睡眠不足。她应该怎么办？

A.尽量延长宝宝睡眠的时间。

B.拜托家人帮忙轮流照顾宝宝。

C.找保姆照顾宝宝。

（3）芝蕙坐完月子后，发现很多衣服都穿不上了。这时她应该怎么办？

A.继续留着，等以后变瘦了再穿。

B.买新衣服穿，否则穿不合身的衣服影响形象。

C.找可以修饰身材的衣服，继续穿着。

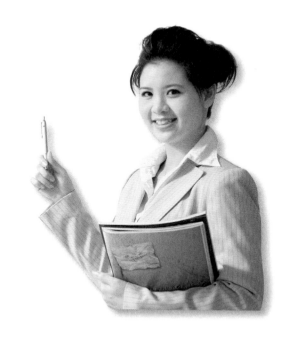

（4）芝蕙如果有一笔小钱，她应该怎么利用呢？

A.买修饰身材的衣服。

B.存起来，当作宝宝的教育经费。

C.为自己买一些保养品。

（5）产后的芝蕙马上投入工作。她原本从事柜台接待工作，但在产后被公司调派至其他部门。你觉得原因是什么？

A.当妈咪之后，无法承担太多工作量。

B.因为产后形象不佳，所以调到其他部门。

C.她的薪水比较高，所以公司换新人比较划算。

（6）芝蕙参加同学聚会时，有几个女同学未婚，看见芝蕙时纷纷问她产后怎么变成这样。你觉得芝蕙会怎么回答？

A.生了宝宝，没办法嘛！

B.宝宝刚生下来，需要照顾宝宝。

C.没有安排很多时间运动，所以瘦不下来。

（7）芝蕙除了照顾宝宝之外，还要负担部分家务。你觉得如何？

A. 老公也要帮忙做家务、带小孩。

B.把时间安排好，其实也可以好好爱护自己。

C.把照顾宝宝的部分责任分摊给婆婆或保姆。

（8）芝蕙很想节食，但又怕母乳会缺乏营养。她应该怎么办？

A.还是多运动好。

B.可以吃清淡、低热量的食物。

C.给宝宝喝一半的母乳、一半的奶粉。

（9）你认为当妈妈之后，以下哪件事情比美丽重要？

A.减轻家务压力。

B.照顾宝宝。

C.维持吸引力。

（10）当你被归类为黄脸婆时，想到的第一个改善方法是什么？

A.赶紧保养皮肤。

B.多注意自己的言行，培养良好的气质。

C.找出能衬托气质的衣服来穿。

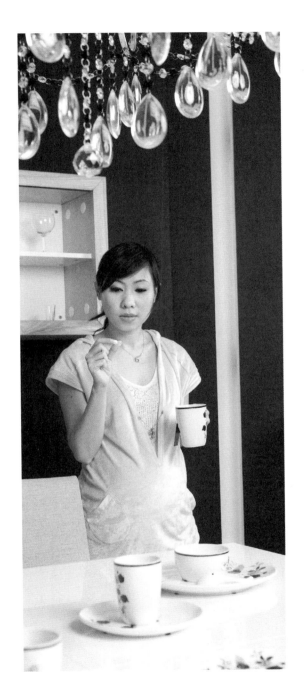

选项 \ 分数 \ 题目	1	2	3	4	5	6	7	8	9	10
A	5	5	3	3	5	5	3	5	3	5
B	3	3	5	5	1	3	5	3	5	1
C	1	1	1	1	3	1	1	1	1	3

分数介于10～25分之间，黄脸婆指数：**10%**

做个时尚妈咪，不做黄脸婆

在怀孕期间就很注重保养与减肥的你，在产后当然会积极瘦身，拼命保养。虽然你也是一个疼爱宝宝的妈咪，但你认为爱自己，让自己恢复自信，才有能力去爱自己的一切，所以产后可以快速恢复原来的模样。只是在育儿方面要多加学习，否则面对宝宝将来的教育问题，可是会让你加速变老哦！

分数介于26～38分之间，黄脸婆指数：**40%**

做个亲民妈咪，偶尔脸黄一点也没关系

你是一个很重视健康的妈咪，但不会过度追求外表的完美，通常会优先考虑宝宝的需求，有机会再让自己更美。对你来说，内涵与家庭远比外表更重要，所以只会做基本的保养，并不会刻意去做太花哨的装扮。有时跟你很久没见面的人都会惊讶你的转变，其实倒不是对你的感觉不好，而是多了一份踏实的感觉。

分数介于39～50分之间，黄脸婆指数：**70%**

做个爱自己的妈咪，脱离黄脸婆行列

有些产后妈咪无法恢复原来的生活、身材和容貌，原因是受环境的影响，或妈咪自身真的很辛苦，必须照顾宝宝，又要工作、持家。这些压力会让你即使有心想要变美，也很难完成心愿。其实你最需要的是放松自己，然后留出一点时间做运动，加上营养均衡、充足的睡眠与适当的保养，脱离黄脸婆的行列不是梦！

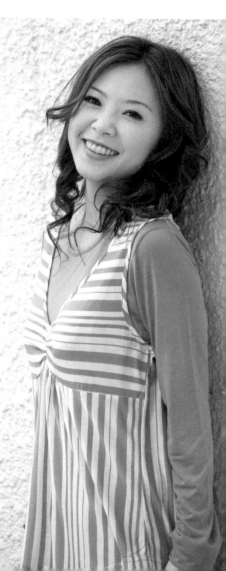

第七部分

产后性福百分百

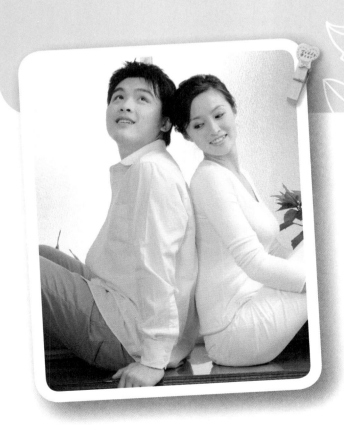

产后避孕指南

频繁怀孕对妈咪不好

❶ 妈咪刚经历过怀孕生产，犹如植物的养分刚被吸光，这时如果马上怀孕，比较容易流产。

❷ 如果是顺产，产道和韧带都处于复原中，产后又立即怀孕，日后可能引发尿失禁、子宫脱垂等问题，妈咪的体态也容易走样。

❸ 如果是剖宫产，又马上怀孕，子宫容易因伤口未完全愈合而破裂。

❹ 容易造成产后出血。若上一胎是急产，产后出血的概率更高。

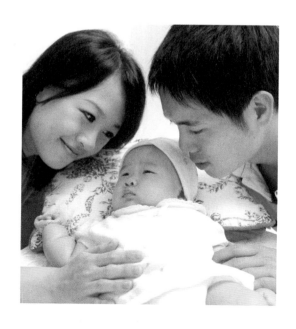

❺ 若喂母乳，可能造成乳汁分泌减少，容易出现乳房疼痛。此外，宝宝吮吸母乳时会造成子宫收缩，增加流产机会。

❻ 照顾出生没多久的小孩是很累人的工作，加上妈咪自己都还处于复原期，若此时怀下一胎，其辛苦程度可想而知。

哺乳期 ≠ 安全期

许多产后妈咪以为喂母乳能抑制排卵，能自然避孕，因此在产后没有采取避孕措施，结果生完没多久就又怀孕了。要提醒爸妈们，哺乳期不代表安全期，一定要做好避孕措施，以免在没有计划的情况下又怀了下一胎。

✺ 完全哺乳的妈咪

完全哺乳的妈咪在产后6个月内的避孕效果达98%。如果哺喂母乳，又完全是母乳喂养，妈咪在产后6个月内几乎不排卵，怀孕的机会大约只有2%，但不一定就能完全保证不怀孕。利用哺乳期避孕并不可靠。一旦在哺乳期不小心受孕，对妈咪身体健康不利。因此，在哺乳期也需要采取避孕措施。

⊛ 不喂母乳的妈咪

产后没有喂母乳的妈咪，月经来之前就要避孕。月经大约在产后6周以内会来，90%的人会在产后3个月内恢复正常月经。不过有一部分产后妈咪，在真正来月经之前，会发生间歇性少量出血现象。

> **·爱心小贴士·**
>
> 如果产后妈咪身体完全恢复，一般在产后6周就可以开始性生活。顺产妈咪在生产时多少都会造成阴道、会阴受损，所以刚开始性生活时，动作要缓慢轻柔，以免疼痛影响兴致。

避孕选择面面观

⊛ 性交中断法

方法：

在男性射精前，将阴茎从女性的阴道中抽出，避免将精液射在阴道里，这是一种古老的避孕方法。

效果：

若用这种方法避孕，男性必须有很强的自我控制能力。不过由于男性在射精之前，精子仍可能会外泄在阴道内，因此这种方法不是非常可靠。

⊛ 安全期计算法

方法：

通过测量每日的基础体温，帮助女性推算什么时候是安全期，哪些日子最容易受孕。

效果：

一些女性的月经周期不一定规律，所以用此方式避孕的失败率比较高，建议同时配合其他避孕方式，如避孕套等。

⊛ 子宫内避孕器

原理：

子宫内避孕器即宫内节育器，由于初期使用的装置是环形的，又称节育环。节育环通常是一种塑胶制品，早期会加入部分铜丝，可以达到阻止精子通行及防止受精卵着床的效果。一些子宫内避孕器含有黄体酮，同样能够避孕，还能降低经血量。

方法：

不需要麻醉，可在门诊手术中将避孕器从阴道经子宫颈放置在子宫腔。

效果：

避孕效果通常会达到95%～99%。但是放置的子宫内避孕器经过3～5年后必须进行更换，否则子宫内避孕器可能会因为粘连而卡在子宫腔，或进入子宫肌肉层，甚至进入骨盆腔中，届时则需麻醉取出子宫内避孕器。

可能产生的副作用：

这种避孕方法的副作用有宫外孕、点状出血或疼痛感、盆腔发炎、子宫穿孔等。

✦ 子宫内投药系统

原理：

通过释放微量激素，局部作用于子宫，通过干扰胚胎着床而达到避孕效果。

方法：

不需要麻醉，可在门诊进行植入子宫内投药系统的操作。

效果：

3～5年的避孕效果约为97％，若仍想怀孕，取出即可。

可能产生的副作用及注意事项：

肝功能或肝代谢异常者不适合；放置前期（1～3个月）可能会有点状或不规则出血；放置前期还可能会有乳房胀痛、恶心、头痛等现象；若不适症状持续，则应就医；月经刚结束一周内放置效果最好；有血栓病史或家族病史者禁用；有乳腺癌及妇科癌症病史者禁用。

✦ 口服避孕药

原理：

口服避孕药含有人工合成的雌激素和孕激素，可以抑制排卵，并可以使子宫黏液维持一定

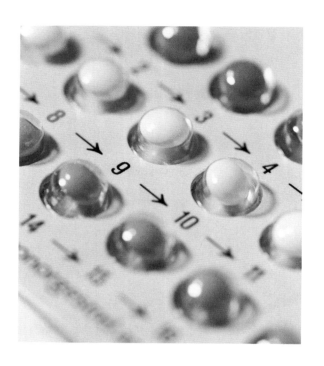

的浓度，使精子不易通过子宫与卵子接触。

方法：

哺乳期妈咪应等停喂母乳后再行服用，没有哺喂母乳的妈咪则可于第一次月经来潮后开始服用。

效果：

按照正确方法、剂量服用，其避孕效果可达97％。

可能产生的副作用：

点状或异常出血，三成服药女性易发胖或水肿，肠胃不适，头痛，抑郁，恶心、呕吐，月经量减少。

⊛ 避孕套

原理：

利用乳胶制的避孕套隔绝精子进入阴道，达到避孕效果。

方法：

用手指捏住避孕套前端的小袋（可保证当精液进入小袋时不会因为空气而造成外漏情形）套在阴茎上，射精后应立即将男性生殖器连同避孕套退出阴道，并取下避孕套。不可在预备射精前才将避孕套戴上，此种不安全的做法会使避孕效果大打折扣。

效果：

正确使用无破损的避孕套，避孕效果可达90％。

注意事项：

精液外漏或避孕套破损可能导致避孕失败；使用前应注意检查避孕套有无破裂；使用过程中要小心，不可拉扯或用指甲刮到避孕套。

⊛ 避孕贴片

原理：

经皮肤吸收从避孕贴片所释放出的低剂量药物，来抑制排卵、干扰着床，达到避孕效果。

方法：

市售避孕贴片共有3片，每片大约维持7天的避孕效果，月经来时开始贴第一片，每星期换贴一片，贴三个星期，休息一星期，之后不论月经有无，皆继续贴新的一包贴片。建议将贴片贴在手臂、腹部、背部或臀部。避孕贴片属于处方药，应由医师开处方后才可购买，最好由专科医师确认适合使用避孕贴片后再行购买较为安全。

效果：

若使用方式正确，避孕效果可达95％。

可能产生的副作用与注意事项：

粘贴处肌肤容易出现不适感；头晕、头痛；胸部胀痛；点状出血；使用两个月后副作用应消失，若持续有不适症状请就医。

如何选择避孕方式

若有避孕需要，妈咪应该了解清楚每种避孕方式的优缺点、方法、效果、相对或绝对禁忌证、费用等问题。有必要的话，也可以和专科医师讨论，并且告诉医师行房频率、生育史、再生意愿、平时经血量以及丈夫可接受的避孕方式等，医师会视具体情况给予建议。

建议想要避孕的夫妻可考虑以下几点：

频繁性生活：建议可采用规律的避孕方式，例如口服避孕药、避孕套等。若想提高避孕效果，也可以采用双重保险，即同时采用两种避孕方式。

在第一胎与第二胎之间：不希望两胎之间年龄太过接近者，可在两胎之间选择效果可维持3~5年的子宫内避孕器。

确认无生育意愿：经夫妻双方确认再无生育意愿，并了解术后虽可再接通，但怀孕概率将大幅降低，便可选择结扎手术。

避孕药的服用方法

⚜ 等到不再喂母乳时再服用

因为服用避孕药会让乳汁分泌减少，而且在产后吃避孕药又喂母乳的话，理论上可能影响宝宝的健康。最好等到不喂母乳后再服用避孕药。

哺喂母乳期间，应优先考虑其他避孕方式。除此之外，服用避孕药也要注意禁忌，特别是怀孕期间有妊娠高血压、糖尿病等问题的新妈咪，应该等到血压、血糖恢复正常后再服用避孕药。

⚜ 等产后三星期以上再服用

避孕药是不错的选择，不过产后不宜马上服用，因为合成的避孕药可能会增加患血栓的风险，要等到生产后三星期以上再服用比较好。

认识子宫内避孕器

放置子宫内避孕器是已婚女性选择长效避孕的首选。子宫内避孕器大致可分为传统的含铜避孕器和含黄体酮避孕器两种。

⚜ 传统的含铜避孕器

◎避孕原理：不论是T形还是环形，都是利用避孕器在宫内造成组织的无菌性炎症，让受精卵无法着床，来达到避孕效果。

◎避孕率：95%~97%。

◎优点：安全、有效、简便，费用较低。

◎缺点：有时会引起下腹部钝痛，还会导致月经量增加，甚至会造成子宫穿孔。

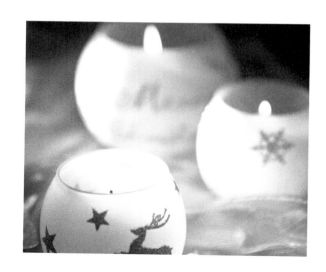

✳ 含黄体酮的新式避孕器

◎**避孕原理**：利用黄体酮作用于子宫体，让宫颈黏液变稠，抑制精子的活动，也可让子宫内膜变薄，阻碍着床。

◎**避孕率**：94%~99%。

◎**优点**：由于会让子宫内膜变薄，反而可减少经血量。此外，不会有下腹部钝痛不适、月经量增加及经期延长的问题，也比较容易取出。

◎**缺点**：费用较高，并不是每个女性都能够接受。另外，部分使用者可有点状出血或不规则出血。

·爱心小贴士·

约有20%的哺乳产妇虽未恢复月经，表现为闭经，但却可以排卵，甚至怀孕，故在产褥期仍需采取避孕措施。

放置子宫内避孕器注意事项

不论放置哪一种子宫内避孕器，未来想怀孕时，只要取出后就可准备怀孕。

✳ 月经刚干净时放置

在放置时机上，一般建议在月经刚结束时放置，此时子宫颈比较松软，但要排除已怀孕的状况。在放置避孕器前，妇产科医师会先用内诊器把阴道壁撑开，用碘酒将子宫颈及阴道清洁消毒，利用超声波评估子宫大小及位置，再用子宫探针确定子宫深度，子宫深度需大于6厘米才能放置子宫内避孕器。放置后再用超声波检查避孕器的位置是否适当。另外，也可选择在人工流产时放置子宫内避孕器。剖宫产者需等半年后才可放置子宫内避孕器。

✳ 如有不适需要复查

放置子宫内避孕器后，若有任何不适（例如不正常阴道出血或下腹疼痛），都应马上去医院检查。放置一个月后要复诊，以后每年也可以用超声波进行定期追踪检查。若发现避孕器不见了，应该加做超声波、X光，以确认是否真的脱落，还是已经跑出子宫腔外，以免发生其他无法预期的并发症。

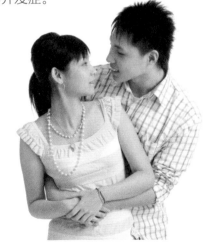

不安全的避孕方式

⊛ 计算安全期

这种方式虽然最方便，也最省钱，但却是避孕效果最差的，因此不建议选择这种避孕方式。

有效计算安全期的前提是女性的月经周期规律。一般人以为在月经期间或经期刚结束时，即使不避孕也不会怀孕，这个观念一点都不正确。与其花时间计算自己什么时候进行性行为才安全（这种避孕方式根本不安全），倒不如选择更保险、更有效的避孕方式。

⊛ 杀精剂

原理： 杀精剂中所含的化学物质能将阴道中的精子杀死，从而达到避孕效果。但是长期使用杀精剂会影响女性阴道内正常的pH值，造成发炎。

方法： 在行房前使用，效果可持续1~2小时。

效果： 若正确使用，避孕效果约为80％。

可能产生的副作用与注意事项： 不易购得，避孕失败率高，女性阴道易受真菌感染或引起细菌性炎症。

⊛ 事后避孕药

原理： 通过内含的高剂量避孕药物，改变宫颈黏液浓度，阻碍精子通过，也可抑制排卵，达到避孕效果。建议"救急"时服用，不应视为常规避孕方式。

方法： 行房后24小时内服用效果最佳，最迟应在48~72小时内服用。通常有两颗药丸，服用第一颗药丸12小时后，应再服用第二颗。

效果： 正确服用后的避孕效果为85％~90％。

可能产生的副作用： 服用药物2~3天内可能会有点状出血；经常服用可能会使经期紊乱、经血量变多；恶心、呕吐。

⊛ 结扎

原理： 不论男性或女性结扎，都是以手术方式将输精管或输卵管扎起，阻止精子与卵子相遇。但是因为结扎是唯一一种不可逆性的避孕方式，即使以后再将输卵管或输精管打开，怀孕也会变得较为困难，所以决定结扎前应仔细思考，夫妻双方共同商量。

效果： 避孕成功率为99％。

可能产生的副作用： 因手术所需全身麻醉导致的副作用，结扎失败（约1％）而怀孕，宫外孕，骨盆腔不适，卵巢囊肿，月经来潮时下腹部会有疼痛感，手术接通后受孕率低。

产后性福指南

关于产后性生活的建议

❀ 伤口复原

产后6周复诊，经医师检查伤口并告知复原良好，即可恢复性生活。

❀ 事前沟通

影响产后性生活的因素有很多，包括担心伤口感染、怕伤口疼痛、恶露未结束、害怕再怀孕等。也有一些女性认为产后肚皮松弛，不想被丈夫瞧见，或是女性的睡眠经常被宝宝打断，久了也会没有性欲。因此，想要重拾"鱼水之欢"的夫妻，双方在心理和生理上都应有充足的准备，并在事前沟通好。

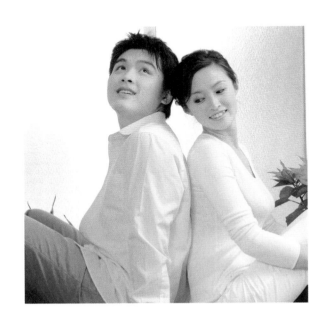

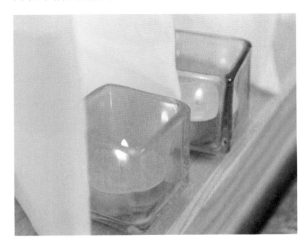

❀ 最佳时机

恢复性生活的最佳时机是产后6~8周。妈咪在怀孕期间明显的体形变化，通常在产后6周逐渐复原。子宫机能恢复原态约需1个月，在此之前，太激烈的性交会引起妈咪的不适。

另外，因产后子宫颈及阴道口分泌的润滑液减少，若要重拾性福，需要多点"前戏"的辅助。由于产后妻子的体态可能无法完全回到从前，丈夫要多多体谅妻子的辛劳，进行多方面沟通和鼓励，让妻子有信心，才可早日重拾性福。

产后还能找回从前的性快感吗

性生活是夫妻交流感情的重要手段，是精神生活中无法替代的形式，也是追求身心快乐的好方法。资料表明，至今尚未发现生育一定会给性生活带来不利的影响。当然，妊娠期女性的性欲大大降低，一些女性甚至从妊娠开始到分娩后的较长时间内根本没有性欲。

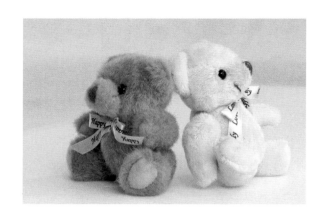

◉ 影响因素

女性分娩后自身情况各有不同。不少人只有到了这个阶段才会有较多的性欲和快感，但也有一些人会对性生活丧失快感和向往。年龄和健康等因素会造成激素水平的改变，会在一定程度上影响性生活。但近年来的研究表明，产后影响性快感与性欲的主要是社会因素与心理因素，如夫妻关系、家庭状况、经济条件、婆媳关系等，其中最关键的是夫妻间调适性生活的能力。

◉ 改善方法

产后夫妻间更应保持亲密的关系，消除生活中的分歧与误会，努力寻找性爱的欢愉，找回曾经拥有的甜蜜生活。夫妻双方不妨就性爱问题进行一次坦诚的交流，排除一些人为的障碍。另外，可读一些性知识读物，找到生育后从性生活中获得快感的新方法与途径。

妈咪产后性冷淡的原因

◉ 担心伤口出血

产后妈咪也许会顾虑伤口因为性行为而出血，甚至感染，所以排斥在伤口尚未完全痊愈时就进行性行为。由于产后4周内，卵巢尚未完全复原，妈咪的确可能有产后性欲减退的情形，但在产后4～8周，卵巢机能与内分泌功能皆大致恢复，妈咪的性欲也会慢慢增加。

◉ 产后恶露

由于妈咪产后的子宫内仍有一些残留的血液和黏液等分泌物，因此产后会有恶露排出。虽然产后恶露通常会维持约1个月，但各人体质不同，具体时间长短也会有所差异。若恶露持续超过1个月仍未排净，建议求助专业医师。恶露的排出及异味（有时甚至会有类似鱼腥味的味道）也可能会对夫妻间的性生活造成影响。

◉ 不自信

妈咪的身材、皮肤等都可能会因为生产而改变，担心自己的改变可能会让另一半感到失望，也会有排斥性行为的反应。

产后妈咪性冷淡通常是因为产后内分泌失调。这并非永久现象，会随着时间的推移而慢慢好转，恢复的时间长短因人而异，通常在6周后好转。

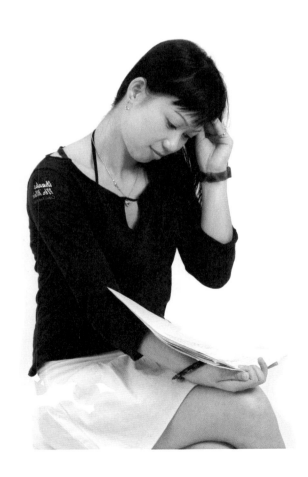

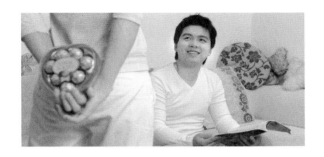

爸爸性冷淡的原因

为了记录新生命到来的宝贵时刻，许多爸爸都会兴奋地带着摄像机进入产房，满心欢喜地捕捉宝宝出生的一刹那。但是可能因为全程观看真实的生产过程，反而在自己心里留下了部分阴影。如果爸爸遇到了难以启齿的性冷淡问题，该怎么办才好呢？

妈咪在经历生产过程时，其实最需要的是家人的支持、安抚与照顾。因此，若爸爸进入产房陪伴妈咪，可以在生产过程中握住妈咪的手，安抚妈咪的疼痛与心理的不安。

当然，爸爸在陪伴妈咪生产前，必须做好心理准备，包括目睹妈咪的生产过程，可能会对性欲造成一些影响。

> ### · 小贴士 ·
>
> 爸爸与妈咪可以一起参加产前培训班，一起了解生产的过程，做好充分的思想准备。

妈咪需要做的功课

谈到性，必然会谈到夫妻两人的关系。建议妈咪可以发出邀请的信息，营造视觉上的刺激、变化，从注重自己的衣着、发型等细节开始，让爸爸能够接收到妈咪发出的信息。

夫妻间的性生活并不一定只能由爸爸主导。如果爸爸在性方面有困扰，妈咪也可以坦诚地和爸爸一起讨论。相信爸爸对于两人之间的性生活也会有不同的感受。宝宝的加入，使得时间必须重新调整分配，丈夫与妻子的角色可能会被忽略，夫妻关系处于紧张状态。

建议妈咪可以将产后的时间重新调整分配，并尝试对每一个角色做出合理安排和分配。同时，妈咪也可以和爸爸共同探讨性生活中可能存在的问题，调整性生活的时间和方式，这些都是改善夫妻间性生活的好方法。

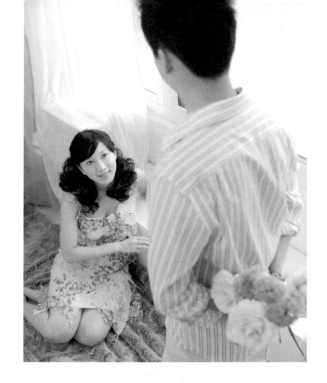

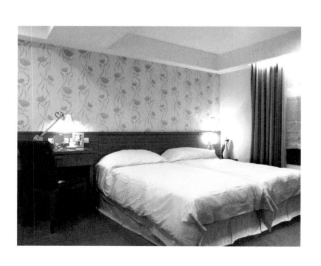

爸爸需要做的功课

建议爸爸要多了解妈咪在孕期、产程与产后各个时期的心理变化，适时适当地给予妈咪帮助和关心，让妈咪感受到家人给予的贴心照顾，从而放松心情。

爸爸在了解妈咪心理变化的过程中，得知妈咪孕期各方面的变化、伤口的复原情形，甚至可以帮助妈咪擦药、换药，这些都是夫妻生活中非常良好的互动方式。

另外，妈咪的身材因为怀孕而改变。虽然让爸爸欠缺了视觉的刺激，但是爸爸应了解这样的改变是因为女性身份、角色的转换。爸爸应给予鼓励与支持，不要苛刻地要求妈咪的身材赶紧恢复，更不能在言语上刺激妈咪。

妈咪产后性生活的心理调适

✺ 听，身体说什么

由于怀孕期间身体的改变，有些产后妈咪的阴道润滑度会有所降低，除阴道分泌物有不正常的异味或颜色外，以上的情况都属正常，这些情况都可以让丈夫知道并接受。

若发现阴道润滑度降低，双方可以通过延长前戏时间，让阴道有充分的时间分泌润滑液，才不至于造成性交痛。注意，当阴道在性交过程中处于干涩的状态时，女性除了会感到不适外，也容易伤害阴唇、会阴和阴道。

若阴道分泌润滑液不足，也可选购一些无色、无味的润滑剂，目的是减少阴道干涩产生的不适感。

✺ 看，身体很美好

让自己与另一半欣赏充满"孕味"的身体，尤其是怀孕过程刚结束，尚未恢复产前身材的这段时间。妈咪应保持这样的心态：对自己身材有信心的女性，就会充满性的吸引力。这种心态也能间接地增加性生活的满意度。但这并不表示身材好的人性生活一定美满，只是强调妈咪们要懂得接纳自己，学会享受每个阶段的性生活乐趣。

·爱心小贴士·

建议辛苦生产的妈咪，要用欣赏的眼光看待自己的身体。同时，在此也呼吁爸爸要多给予妈咪赞美和关怀，要用行动和言语表达爱意。一些体贴的动作，会因为充满爱意而带给双方更美好的性福感觉。

产后开始性生活的注意事项

产后性生活刚恢复时，丈夫要特别体贴妻子，动作要轻柔。这是因为妻子产后由于卵巢分泌的性激素水平比较低，阴道黏膜的柔润度和弹性都较差，润滑阴道的腺体的功能尚未恢复正常。此时妻子的阴道组织比较脆弱，如果丈夫的动作过于粗暴，容易造成阴道裂伤，甚至大出血。

产后第一次性生活的时间不宜过久，动作不宜过于激烈。

另外，因为产后哺育婴儿的疲劳、初次性生活的紧张或局部的疼痛，都会使性生活难以达到以往的和谐，所以双方一定要互相谅解。"前戏"很重要，要有耐心，引发妻子的激情。只要夫妻相互配合，相信很快就能找回往日的甜蜜。

影响产后性福的生理因素

⊛ 伤口疼痛

生产造成的伤口在产后6周内逐渐愈合，但一些顺产妈咪仍然觉得会阴胀胀的，一些剖宫产妈咪觉得腹部切口有麻麻的感觉，甚至没有知觉。

⊛ 持续恶露

产褥期间会有恶露产生，通常会持续7～10天，最多不会超过2～3周。

⊛ 产道不适

在生产过程中，妈咪的产道会受到不同程度的伤害。在产后初次行房可能会因为仍然胀大的子宫拉扯、压迫而造成下腹疼痛，或因为阴道松弛干涩而产生不适感。

⊛ 乳房胀痛

乳房胀痛的确是破坏闺房之乐的原因之一。定期将乳汁排空，有助于缓解不适。哺喂母乳的妈咪，通常每隔两个小时就要哺乳1次，由于身心劳累，也不太会有兴致进行闺房之乐，这时爸爸应多加体谅，并给予关怀。

⊛ 内分泌

由于产后妈咪体内激素水平尚未完全复原，在进行性行为的过程中，双方都要互相体谅，适时地说出真心话，并尽力缓解不适感。

影响产后性福的心理因素

⊛ 适应不良

怀孕及分娩时的激素变化、生产过程中的精神压力、产后的生理不适、照顾婴儿的压力、睡眠不足、生活习惯及家庭关系的改变（如夫妻关系与婆媳关系不睦）等多重原因，都会影响产后性生活的顺利进行。

⊛ 产后抑郁

如果因为上述因素而让妈咪变得紧张、焦虑、心情低落，甚至有自杀念头、烦躁或精神呆滞等，就可能产生抑郁症。

⊛ 性欲降低

妈咪性欲降低主要是因为产后短时间内卵巢机能尚未恢复。哺乳期泌乳激素分泌增加也是一些妈咪性欲降低的另一个原因。这种现象一直要持续到产后排卵正常时才会慢慢改善。

⊛ 不自信

当妈咪产后对自己的身材有不满情绪与行为时，丈夫应该多给予鼓励与支持，切记不可口出恶言或冷嘲热讽。

产后阴道松弛怎么办

顺产时，胎儿经阴道自然娩出，使阴道和外阴极度扩张，常造成阴道组织和会阴撕裂伤，因此，有些顺产妈咪会存在阴道松弛的情况。

在过性生活时，空气进入松弛的阴道，会像拉风箱一样发出很大的响声。这不但会使人产生心理压力，而且性快感也不如从前，严重时还可能导致夫妻感情淡漠，甚至家庭破裂，需要认真对待。

⊛ 锻炼肌肉

新妈咪产后可以进行一些"爱肌"的锻炼。如缩肛运动，用力收缩并上提阴道和肛门肌肉，停顿片刻，然后放松，每天反复做20～30次。

⊛ 手术矫正

可以通过手术纠正阴道松弛，这种手术称为阴道紧缩术。在国外，阴道紧缩术是十分普遍的妇科整形术。近年来，随着人们对性生活质量要求的提高，国内也逐渐开展这种手术。很多人术后反映，性生活会有很大的改善。

会阴侧切会影响以后的性生活吗

据调查，新妈咪及其家属在分娩时最怕进行会阴侧切，除了怕手术痛苦外，最大的担忧还是怕影响术后的性生活。

实践证明，做过会阴侧切手术的新妈咪在产后性生活中基本不会受到影响。阴道是进行性生活的主要器官，阴道具有黏膜皱襞和丰富的弹性纤维，弹性良好，在性交过程中能适应阴茎的插入和抽动。

有人担心会阴侧切术会损伤"性神经"，留下的疤痕会影响性生活。其实会阴侧切对阴道的损伤很小，伤口缝合后，5天左右就可愈合。阴道黏膜上的疤痕十分柔软，进行性生活时不会有异物感。随着阴道皱襞的出现和弹性的恢复，大部分女性可以恢复到未孕的状态，阴道仍然保持良好的弹性，性生活基本不会受到影响。

·小贴士·

胎儿通过产道的时间越长，缺氧的机会越大，进行会阴侧切可扩大会阴，保护胎儿，使其顺利出生。

剖析产后阴道整形

顺产的妈咪在宝宝经过产道时，除了会阴可能会被剪开外，有些急产的妈咪还会出现阴道口撕裂伤的情形。在伤口慢慢愈合之后，有些妈咪会发现阴道出现松弛的现象，甚至还会影响性生活，给妈咪造成不小的困扰。除了能够通过阴道整形手术改善阴道松弛外，平时妈咪也可以多做提肛运动。随着呼吸的节奏，试着将肛门及阴道的肌肉一收一放，这是很有效的紧实阴道的方法。只是切记，如果妈咪刚做完阴道整形手术，别急着做提肛运动或凯格尔运动，否则容易造成伤口裂开。

❀ 严重程度

妈咪生产时间过长或过短，都有可能会导致阴道肌肉松弛，失去原有的弹性；也有可能因为生产时阴道出血量大，医师并未将阴道原有结构缝合完整。以上种种原因都有可能造成阴道松弛。如果妈咪觉得自己的阴道已经松弛到影响性生活，甚至是日常生活，那么妈咪除了在日常生活中多进行提肛运动外，还可考虑通过专业的阴道整形手术来改善阴道松弛的现象。

❀ 手术方式

阴道整形手术的时间一般为60分钟。阴道整形手术并非单纯地将外阴部缩小，而是将整个阴道（到子宫颈口）缩小缝合。阴道整形手术能够改善阴道松弛的现象，但妈咪必须了解，即使将一个撑拉到底的橡皮筋的多余的部位剪去，恢复到原本的模样，松紧度也是大打折扣。若妈咪在做这项手术前期望值过高，不如在术前先与专业医师沟通。毕竟每项手术都有其风险存在。妈咪在希望能够通过整形手术让自己的体态更加完美的同时，也应持有正确的观念，才能确保这项手术真的对自身有帮助。

❀ 注意事项

阴道整形手术的恢复期约为两天，建议手术两天后可进行6~8周的坐浴（将伤部泡在温水中约5分钟，一天3次），术后两个月内要避免性生活。平时可多做提肛、凯格尔运动（骨盆底肌肉收缩运动），可帮助恢复阴道的收缩与紧实。

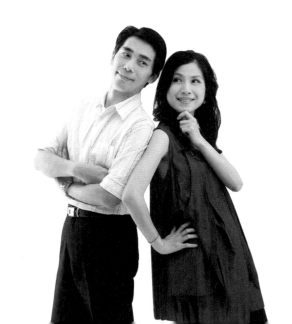

六招增进夫妻关系

✺ 情境的改变

产后妈咪忙着照顾宝宝，爸爸忙着工作，常常难以找回新婚时的浪漫。建议爸爸和妈咪可以试着重温婚前约会的情境，约好一起吃饭或一起散步，宝宝就暂时托付给爷爷奶奶或保姆吧！

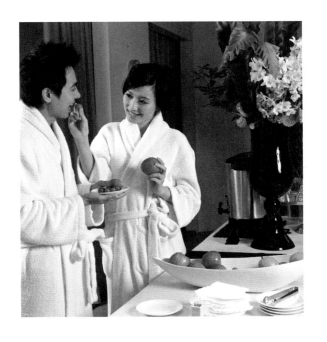

✺ 建立固定的约会时间

夫妻双方可以一起讨论约会计划，确定约会时间后，轮流去对方想去的场合约会。让双方都能为建立良好的夫妻关系做出努力，以便改善夫妻关系。

✺ 给双方留出独立的空间

夫妻双方原本有着自己的生活圈，别让原先的生活圈因为结婚或宝宝而改变。夫妻可以讨论、协商与朋友的聚会时间。保留自己的生活圈，能让自己更有能力去照顾家人和面对生活。

✺ 解决与长辈同住的困扰

如果夫妻俩与公婆同住，当出现教养、生活态度和想法的分歧时，丈夫应扮演协调者的角色，有时甚至要有能够替妻子说话的魄力。

✺ 互相赞美

别让生活琐事与压力将佳偶变成怨偶，从互相赞美对方开始，试着欣赏对方的优点，而不是让生活充斥着吵闹与埋怨。

✺ 当个快乐的家长

快乐的爸爸妈咪，快乐的家庭，才能够养育出一个健康乐观的宝宝。家人的情绪以及对事物的正面看法，都能够让宝宝感受世界的美好。因此爸爸妈咪的角色真的是非常重要。

产后和谐性生活五小步

❶ 大部分妈咪产后的体态不能马上完全恢复，所以夫妻双方要事先做好心理准备。或许爸爸本来早就有准备，只是妈咪没有自信，所以事先的沟通很重要，尤其爸爸要多多体恤、多多安慰。

❷ 把一些可能会煞风景的事情预先排除。家里的老人、新生的小宝宝、手机铃声都可能让好事美中不足，不可不防。

❸ 营造好气氛。任何影响性生活的因素都要预先排除，才不会事与愿违，徒增尴尬。不妨安排比较特殊的场所，一方面使对方有心理准备，另一方面也能抛开一些干扰，重新享受浪漫温存。

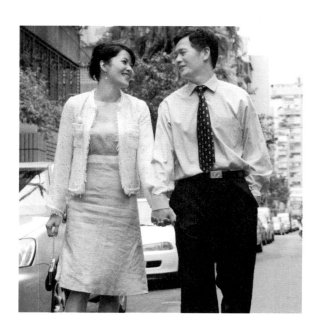

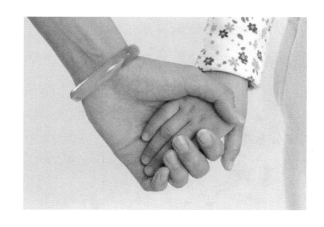

❹ 由于刚开始润滑液分泌得比较少，因此行房前最好能多一点"前戏"。如果阴道太干涩，可涂抹润滑剂。尤其是生产后第一次性生活，必须等阴道充分润滑后，再开始进行。另外让妈咪以主动的方式来控制力度及方向，避免受伤。最初几次性生活不要太过勉强，以免造成不必要的伤害和日后的恐惧。

❺ 一定要做好万全的避孕措施，这样才能尽兴。如果在性生活过程中有任何出血或疼痛不适的情形，必须立即停止。如果观察一段时间后症状没有改善，必须马上就医。

· 小贴士 ·

❶ 产后6周可以开始恢复性生活。

❷ 产后最初的一两次行房不宜过于激烈。

❸ 夫妻要进行良好的沟通。

性生活的时间

当爸爸妈咪正在亲密时，宝宝突然醒来吵着要喝奶、换尿布，如此进退两难的时刻，爸爸妈咪该怎么办呢？

有了宝宝之后，若要避免上述情形发生，亲密的时间和地点就显得非常重要。带着担心、焦虑的心情同房，双方都会产生心理负担。在兴致高昂之际，宝宝突然醒来，妈咪必须赶紧安抚宝宝，等到喂完奶、换好尿布，相信也已经没有心情继续进行性生活了。

如果遇到这种情况，建议在早上同房。因为此时宝宝吵着喝奶、换尿布的时间已经过了。早上的亲密行为不用担心被打断，结束之后还可以冲个澡，爸爸神清气爽地去上班，妈咪开始一整天的劳作。这样不仅能够避开宝宝可能吵闹的时段，经过一个晚上的养精蓄锐之后，相信早上的温存会有不同的感觉。

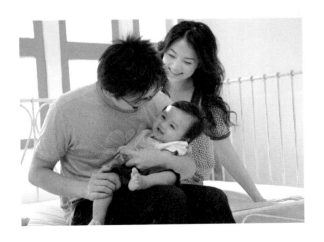

每个宝宝的气质与作息皆不相同，爸爸妈咪可以仔细观察宝宝的作息，并记录下来，然后进行时间分配与调整。最重要的是夫妻共同决定适当的性爱时间，双方互相配合，夫妻的生活品质才能够得到提高。

·小贴士·

不要羞于与您的另一半讨论夫妻房事哦！只有少数开放的夫妻才会共同讨论私密的话题，通常大部分夫妻都是看情形、看运气。夫妻双方最好能共同商量，彼此交换意见，这样才能够促进夫妻间的沟通与性关系的改善。

妈咪，你跟谁一国

妈咪这个角色很奇妙，她会让很多事情在同一个时间进行，不过当孩子在哭泣时，再多的事都可以搁下。但如果遇见一个叫作"爸爸"的人，也需要妈咪帮忙，这时妈咪该照顾哪一个呢？以下测验将会带你进入某些突发状况，看看你对一些日常生活状况的反应。你到底是小人国世界的妈咪，还是大人国世界的妈咪，抑或是女人国的妈咪呢？

小静是一个职业女性，有一个8个月大的小宝贝，平常下班之后，要赶着去保姆那里接宝贝，回家要洗衣服、打扫房间，而爸爸偶尔会分担家务，不过做得并不太好。

计分题

本次心理测验属计分题，请各位妈妈把答案相加之后，再从计分范围中找答案吧！

（1）小静一早起床准备去上班，有以下3件事要做。你觉得她应该先处理哪一件事呢？

A. 准备孩子去保姆那里的东西。

B. 赶紧穿衣梳妆。

C. 收拾还没叠好的衣服。

（2）小静正做事情时，小孩突然哭了，老公刚好在厕所。她应该怎么办？

A. 马上去看孩子怎么了。

B. 大声安慰孩子，先把手头上的事忙完。

C. 请厕所里的老公出来哄孩子。

（3）好不容易收拾妥当，到了保姆那里，却发现忘记带上班要用的文件。你觉得以下哪个做法比较好？

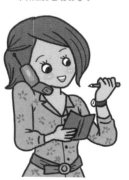

A. 今天就不要拿了。

B. 先让老公去上班，小静回家拿。

C. 让老公陪小静回家拿。

（4）小静正在工作，接到保姆的电话，说孩子生病了，需要去看医生。这时你觉得应该怎么处理？

A. 小静请假，带孩子去看医生。

B. 打电话给老公，商量一下，看谁可以请假带孩子去看医生。

C. 看看爷爷奶奶或亲戚是否可以帮忙带孩子去看医生。

（5）这天老公计划接孩子回家，小静先回到家中做家务，打扫到一半，老公来电话说临时需要加班。小静该怎么办？

A. 跟保姆商量一下，晚些接孩子。

B. 打扫完毕，小静自己去接孩子。

C. 小静先接孩子回家。

（6）小静帮孩子洗完澡，陪孩子玩了一会儿，老公终于回到家。工作一整天让两个人都累瘫了，但孩子依旧很有精神。这时你觉得小静应该怎么办？

A. 叫老公陪孩子一会儿，小静去做该做的事。

B. 叫老公整理家，小静继续陪孩子。

C. 小静继续陪孩子，老公先去洗澡吃饭。

（7）孩子终于入睡，小静也收拾完毕。老公说今天跟同事借了一张好看的DVD，想跟小静一起看。这时小静应该怎么办？

A. 一起看无妨，但跟老公约法三章，晚上轮流起来照顾孩子。

B．不敢看，因为晚上都是小静起来照顾孩子。

C．可以看，但老公要起来照顾孩子。

（8）终于看完了DVD，小静与老公准备去睡觉时，孩子却又醒了。这时该谁照顾孩子？

A．小静。

B．老公。

C．一起照顾。

（9）凌晨，孩子又醒了，哭声吵醒了小静，而老公则在一旁呼呼大睡。这时的小静心情非常不好，很想睡觉。你觉得她应该怎么办才好？

A．先带孩子离开房间，安抚完孩子之后，再泡杯咖啡提神。

B．叫醒老公，让他安抚孩子。

C．赖在床上跟孩子玩，可以稍微偷懒休息一下，吵醒老公也无所谓。

（10）小静老公打算换工作，这段时间需要待在家里。但是经济不景气，为了省钱，你觉得应该怎么办？

A．劝老公不要换工作。

B．希望老公这段时间照顾孩子，学习做家务。

C．等下一份工作确定找得到，再答应老公换工作。

（11）小静的一个同事准备生产完在家专心带孩子，这使得小静也有了专心在家带孩子的想法。你觉得她应该如何实现这个愿望呢？

A．跟老公商量，先存一笔钱，省下保姆费用。

B．找兼职的工作，增加跟孩子相处的机会，减少保姆费用。

C．跟家人商量一起照顾孩子，顺便进修。

（12）小静想利用周末假日规划一家出游的行程，但老公感冒了。这时你觉得小静应该怎么办？

A．自己带孩子出去玩，也可减少在家被传染的概率。

B．还是拉着老公一起去，但要求老公戴口罩。

C．不出门，还是待在家休息，下次再出去吧。

题目 选项 分数	1	2	3	4	5	6	7	8	9	10	11	12
A	1	1	1	1	3	3	1	2	1	2	1	1
B	2	3	2	3	2	1	2	3	3	1	2	3
C	3	2	3	2	1	2	3	1	2	3	3	2

12~18分：您是小人国的妈咪！

你爱小宝贝胜过一切。这种类型的妈咪们非常爱自己的小宝贝，她们为了孩子改变了自己。她们会在拥有孩子之后，开始喜欢儿童的一切，相应地，她们自己的童心也渐渐地被孩子引发出来。

这时老公可能就遭殃了。小人国的妈咪们对爸爸们的要求是比较严格的，她们认为当一个小人国的爸爸应该要懂得小人国的一切。从换纸尿裤到洗奶瓶，爸爸都要会做，还要懂一些启发幼儿智慧的游戏。这时若爸爸还愣在一旁，可是会被小人国的妈咪骂的哦！

TIPS：给小人国妈咪的小叮咛

多带孩子出去看看外面的世界，多给孩子接触人和事的机会，孩子会更爱如魔术师一般的奇幻妈咪哦！

19~28分：您是大人国的妈咪！

必须给这种类型的妈咪鼓鼓掌，这种类型的妈咪们是体贴入微的老婆。一旦步入婚姻，她知道自己应该负起什么责任，所以大人国的老公们真的非常幸福，总是被照顾得好好的。

但孩子生下来之后，这个妈咪会把大人国的爸爸当作哥哥一样，平均分配一些工作给爸爸，适时地让自己身上的压力减轻一些。这是个很能干的妈咪哦！在此提醒大人国的爸爸们要赶快长大，跟上妈咪们的节奏，否则就会跟小人国的爸爸一样被骂。

TIPS：给大人国妈咪的小叮咛

请尽量减少自己的压力，和家人保持良好的沟通，还要多听听别人对你支持的话，不要太在意周围的批评，多抱抱孩子，你的生活会变得更愉快哦！

29~36分：您是女人国的妈咪！

这个类型的妈咪们有自己生活的步调，她们希望能够保持结婚前的生活品质，也不太勉强自己一定要做一个能干的妈咪，她们跟孩子的关系比较轻松自在，而且她们有信心生活得越来越好。

女人国的妈咪们是孩子膜拜的对象。在孩子的心中，妈妈是最好的。女人国的老公们就要多费心了，既然孩子也是宝，老婆也是宝，不如就好好疼爱他们吧！偶尔老婆困了、倦了，老公就帮忙照顾孩子，她会非常感激的！

TIPS：给女人国妈咪的小叮咛

爱自己是一个很好的示范，你的宝贝会比其他孩子更独立，会拥有自己独特的思维方式，不妨多关心他们，让他们多感受妈咪的爱。

第八部分

上班族妈咪保健指导

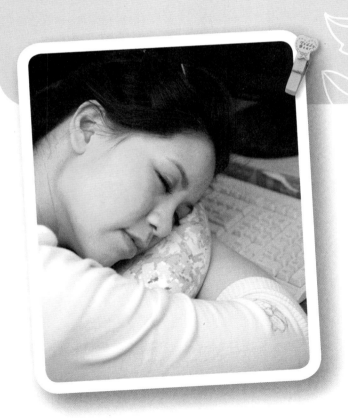

常见上班族眼部问题

⊛ 视疲劳

上班族妈咪长期盯着电脑屏幕工作，在过度专注的情况下，眨眼次数变少，会使泪液分泌不足，造成眼睛干涩，从而产生眼睛疲劳的现象。

上班族妈咪在使用电脑一段时间后，猛一抬头，会突然感到眩晕，产生暂时的视物模糊感；或者盯着电脑屏幕工作过久，低头看文字看不清楚；严重者会在晚上光线昏暗时出现视力明显变差的现象。

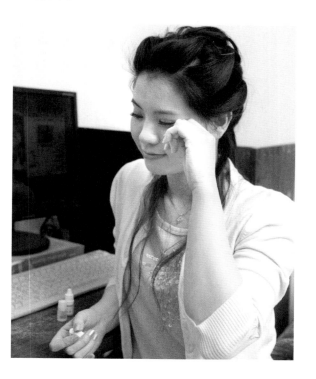

⊛ 影响视神经

长期用眼会导致眼压过高，严重时会压迫视神经而使其萎缩，造成失明。

用眼过度还会使自由基形成，不仅对眼睛组织造成伤害，也会使皮肤变得粗糙不光滑。可多摄取对抗自由基的营养素，如维生素C等。

上班族妈咪五大不当用眼习惯

越来越多的电脑综合征患者出现，其中上班族所占的比例偏高。电脑操作者在工作1~2小时后，应活动一下全身，做做眼保健操，注意营养均衡。应适当控制使用电脑的时间，充足的睡眠及充分的休息才是真正杜绝视力下降的好方法。

关于保养眼睛的问题，妈咪应注意避免以下五种不当用眼习惯：

⊛ 光线不足

虽然很多公司的天花板上都配有灯光，但不见得满足每个工作者的需要。尤其很多上班族的办公桌过小，可能连基本的视线距离都无法保证，就更容易使眼睛产生疲劳。

使用电脑时，光线要充足，但光源不可直接照射于电脑屏幕上，否则反光会加重对眼部的伤害。

屏幕灰尘

尘埃及手印会降低电脑屏幕的清晰度，上班族妈咪会下意识地费神观看，造成眼睛的负担。

电脑屏幕出现模糊不清、屏幕闪动等故障时，应立即通知相关的工作人员来修理或维护。当发现屏幕有尘埃时，一定要随时擦拭干净，否则会使眼睛过度疲劳。

焦距不同

避免长时间一边看文件一边进行电脑操作，因为眼睛要不停地调整焦距，以便看清不同距离的东西，如此会让眼睛疲劳。

打字时，可用活页夹将文件与电脑屏幕平行放置，让眼睛在相同距离、角度和水平线下工作。

长时间用眼

眼睛盯着电脑屏幕长达两小时以上，造成眨眼次数减少，眼睛表面水分迅速蒸发，加上环境湿度低，空气中又有悬浮微粒，久而久之就会出现眼睛疲劳、肿痛、干眼症、慢性结膜炎、复视等病症。

当需要聚精会神地看着电脑屏幕时，最好每隔20分钟闭上眼睛休息一会，再睁开眼睛凝视远方，并保持20秒。利用这个方法，可放松眼球的肌肉，保证眼部的健康。

看屏幕的视线应保持在直视水平线下10°～15°，可将电脑屏幕调低一点，增加眨眼的次数和睫毛的活动量，有助于眼睛分泌泪液，滋润眼球，眼睛就不会感到干涩不适。

用眼疲劳

电脑屏幕由无数个小光点组成，非连续性的画面会定期更新且频繁闪烁。当眼睛看近物时，睫状肌会收缩，眼球则会内聚。若没有得到适度休息，睫状肌长期处于收缩状态，会导致不易聚焦，引起视力波动，或间接引发头痛。

当眼睛感到疲劳酸涩时，就是在提醒你：眼睛使用过度了。可闭眼休息，将双手互搓生热，利用温热的双手轻轻按摩眼睛，或转动眼球，使其上下左右活动，以放松眼部肌肉，消除疲劳。入睡前，也可用热毛巾热敷眼睛，只要5分钟，就可促进局部血液循环，消除眼睛疲劳。

如果发现有视力问题，或眼睛已有炎症反应，必须立即找眼科医师进行彻底检查与治疗。

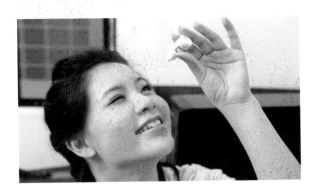

眼睛食补站

✳ 眼睛疲劳

◎可多补充维生素A、B族维生素、β-胡萝卜素等,这些营养素与眼睛的泪液分泌有很大的关系。

◎补充B族维生素、维生素C及锌,可帮助解决眼睛干涩的问题。

◎含上述营养素的食物有西蓝花、青椒、胡萝卜、木瓜、柑橘、柠檬、牛奶、蛋黄、瘦肉等。

✳ 视力模糊

◎适当补充维生素A、B族维生素、β-胡萝卜素等,对于视力模糊或夜盲症等都有不错的效果。

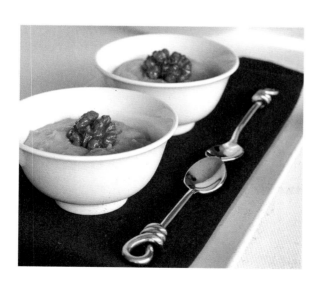

◎含上述营养素的食物有动物肝脏、牛奶、羊奶、奶油、小米、核桃、胡萝卜、菠菜、大白菜、西红柿、黄花菜、空心菜、枸杞子及各种新鲜水果等。

✳ 神经病变

◎B族维生素中的维生素B_1、B_{12}有助于维系视神经的健康。倘若缺乏B族维生素,则易造成神经炎及神经病变。

◎富含卵磷脂的食物具有健脑的功效,例如蛋黄、鱼、虾、核桃、花生等。

✳ 组织老化

◎β-胡萝卜素、维生素A、维生素C、维生素E,能够预防眼病的进一步恶化。

·爱心小贴士·

眼睛是心灵之窗,要好好保护,若有任何不适,一定要尽早看医师。正确使用电脑以及食用护眼食物,则是预防眼睛疾病的辅助疗法。

不良姿势导致的三种病痛

临床上,很多腰酸背痛的症状都是由不良姿势造成的。这些不良姿势会引发以下三类常见问题:

❁ 脊椎侧弯

正常的脊椎从正面或背面看都应是垂直直立的，若向两侧呈现"C"形或"S"形弯曲，则称为脊椎侧弯。脊椎侧弯的患者，除了会影响体态外观外，还有长期腰酸背痛的症状。另外，脊椎关节在长期受力不均的情况下，多半衍生成退化性关节炎，若侧弯度数过大，甚至会影响心肺功能，或增大腹压，不利于支撑身体。

❁ 骨刺

身体的脊椎是由颈椎、胸椎、腰椎、骶椎及尾椎构成，每一节脊椎通过椎间盘相连接。椎间盘是由胶质、纤维等构成的一种软骨。随着年龄的增长，椎间盘的弹性逐渐变差，加上脊椎每天承受身体重量，很容易产生磨损，诱发骨质增生，形成骨刺。

大多数上班族因为工作忙碌，缺乏运动，长时间久坐，再加上姿势不良等因素，容易发生脊椎退化的情形。

❁ 肌筋膜疼痛综合征

肌筋膜疼痛是一种由肌肉、肌腱长时间重复过度使用引起的疼痛。在对症治疗后，大部分患者可以很快摆脱恼人的肌肉酸痛问题。致病原因多为长时间姿势不良、夜间睡姿不当、弯腰、持重等。当身体出现局部肌肉疼痛合并有疼痛激发点时，触及此点即可引起典型的转移痛。

上班族妈咪三大不良工作习惯

整天坐着办公的上班族妈咪，表面上看似轻松自在，只要在电脑桌前按按鼠标、敲敲键盘即可，但其实这种工作形态正是引发腰酸背痛的主因。因此上班族妈咪应注意避免以下三大不良工作习惯：

❁ 桌椅高度不匹配

桌子太低，手臂会被迫往外展；太高则会被迫缩肩膀，两者都会使筋骨处于过度紧绷的状态。

如果桌面空间足够大，可以将电脑屏幕放远一点，然后分配好用品的位置，让前臂自然轻松地放在桌上，减少用力。

❁ 手脚姿势不良

有些妈咪习惯用双手托着下巴整理资料或上网，这样容易过度压迫手肘处的尺神经，导致手部发麻。而跷脚的动作会使脊椎慢慢往前凸，颈椎则会向后弯曲，对脊椎造成负担。

妈咪坐立时，将双脚平踩地上，调整椅背，与背部约成15度角，让身体处于较轻松的状态。手部应自然垂放在桌面，与肩膀保持水平或轻松下垂。

人的骨架有一定的生理弧度，长期的错误姿势会使其变形，严重者甚至要开刀矫正。

◉ 午休趴睡

上班族妈咪因为午休时间的限制，常常在办公桌上吃午餐。但是，并非每一个办公桌和椅子的高度都正好搭配。如果弯着身体进食，容易影响消化功能。

午间趴睡也是常见现象。趴在桌上睡醒后，除了手部易酸麻、颈背部酸痛之外，饱食后立刻入睡，也会影响消化。

吃饭时要调整进食的速度，将上半身挺直，

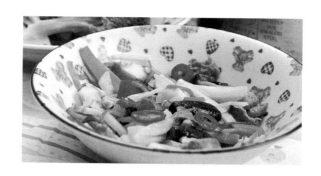

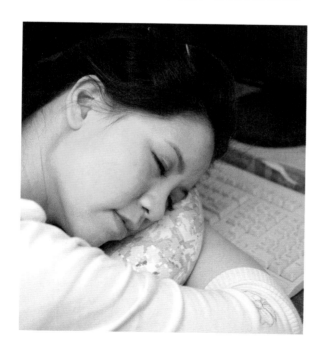

头微微抬起，使下巴和颈部得到伸展。午睡的时候，应选择背后有墙的座位，将头靠墙，将小枕头枕在头下，让颈部有所支撑。

上班族妈咪六大不良饮食习惯

很多不良习惯都是慢慢养成的。如果能够培养良好的习惯，那么身体就不会老出问题。以下列举了六项常见的不良习惯和改进方式，让妈咪们可以轻松快乐地度过上班时光。

◉ 不吃早餐

现在大家都强调早餐的重要性，因为胃经过一夜的排空，真的很需要进食，从而补充营养。不吃早餐会严重伤胃，使人无法精力充沛地工作。

早餐食物尽量做到健康、开胃。健康的早餐要能保证既可以给身体提供动力，又不会造成身体的负担。

不同的食物在肠胃中停留的时间长短不同，

引起的血糖反应也不相同。例如对于肉类、油脂类的食物，肠胃会消化得比较久，可以维持长时间的饱腹感；若想要兼顾营养和饱腹感，在食物的选择上就要多加留意。

✳ 进食速度过快

很多办公室妈咪因为没有足够的午餐时间，只好匆忙吃完餐点。如果进食速度过快，食物未经过充分咀嚼，无法让食物在口中得到初步消化，进入肠胃后就会加重肠胃负担。咀嚼食物的时间过短，会延长饥饿的感觉，长此以往，就会因食欲亢进而过度进食，从而造成肥胖。

肚子饿时，可以先吃一点苏打饼干充饥，减少午餐的进食量。在进食的过程中，尽可能提醒自己细嚼慢咽，每一口都要咬得很细碎再咽下，慢慢咀嚼的过程可以避免食物的过多摄入。

✳ 水果当主食

由于"轻食风"盛行，很多来不及自己准备午餐的妈咪，会用水果来代替。但长此以往，会造成蛋白质缺乏、营养失衡等问题，甚至引发疾病。

对于想减肥的上班族妈咪，可先询问营养师如何调整饮食，并且选择适合自己的菜单。若是想走"轻食风"的妈咪，可以水果为辅，搭配少油、少盐的清淡主食，才可以吃得健康。

✳ 嗜饮咖啡因饮品

常见的咖啡因饮品，如咖啡、茶类等可以兴奋精神，但过量饮用会对身体造成伤害。

✳ 浸泡过久的茶叶

茶叶中含有大量的鞣酸、茶碱和多种维生素，所以使用80℃左右的热水冲泡较为适宜。如果用保温杯把茶叶长时间浸泡在高温的水中，就如同用微火煎煮一样，易使茶叶中的维生素遭到破坏，鞣酸与茶碱大量渗出。如此一来，不仅降低了茶叶的营养价值，少了茶香的提味，还会产生有害物质。

✳ 晚餐太丰盛

对于大部分上班族妈咪而言，晚餐几乎成了一天的主餐。早晨要赶着上班打卡，囫囵吞枣般吃下早餐；中午没有充足吃饭时间，若是加上事情多，心情也无法放松下来；只有到了晚上才真正能够放松下来，稳坐餐桌前，愉快地大吃一顿。

晚餐要以量少、清淡的食物为主。晚餐吃得太丰盛，久而久之，会破坏人体正常的生物钟，容易导致失眠，还会引起肥胖。

上班族妈咪两种常见消化不良

❋ 非溃疡性消化不良

非溃疡性消化不良的发生，常常是以下四种因素综合作用的结果。

胃功能异常

进食后，若胃部平滑肌动力低下，会使胃排空延迟，食物在胃内停留时间延长，从而产生上腹部不适。

内脏异常

非溃疡性消化不良患者的胃部较敏感，当正常人摄入容量少于600毫升的食物时，并不会感觉到胃的扩张，但非溃疡性消化不良者只要摄入200～400毫升食物就会感到胃部不适。

精神因素

多数非溃疡性消化不良患者中存在焦虑、抑郁等心理疾病，对疗效都有影响。心理疾病越是明显的患者，临床症状就越难以缓解。

饮食习惯

糖类、蛋白质摄入过多会加重肠胃的负担；过于油腻、冰冷的食物也会使胃排空变慢而导致腹胀。

❋ 功能性消化不良

反复出现上腹部疼痛、腹胀、恶心、食欲不振等症状，持续超过两周至数个月即可称为消化不良症。功能性消化不良症的特点是反复发作，但无法找出明确的病变和生化学的异常。

很多功能性消化不良症的病患，由于症状轻微，会自行服用药物改善症状，但并不代表治好了病。自行用药可能会影响身体健康，且失去治疗的最佳时机。

目前造成功能性消化不良症的病因尚未明确，治疗上并无特效药，故病患可留意自己吃哪类食物后腹部会出现不适感，下次就应尽量避免食用。而环境、心理、饮食等都是病症发生的重要因素。平时可以利用运动、按摩、音乐、阅读、泡澡等方式调节紧张的情绪，放松心情。定时定量用餐，调整饮食习惯，尽量避免辛辣刺激性食物。

> ·爱心小贴士·
>
> 缓解消化不良的措施包括以下几种：少吃多餐，细嚼慢咽，多吃蔬菜水果等碱性食物，胃酸过多时可吃苏打饼干。

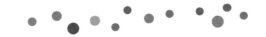